U0190119

恶性胸膜间皮瘤诊治

主　审　姜格宁　陈　昶

主　编　刘　明　赵德平

副主编　陈　健　吴凤英　徐清华

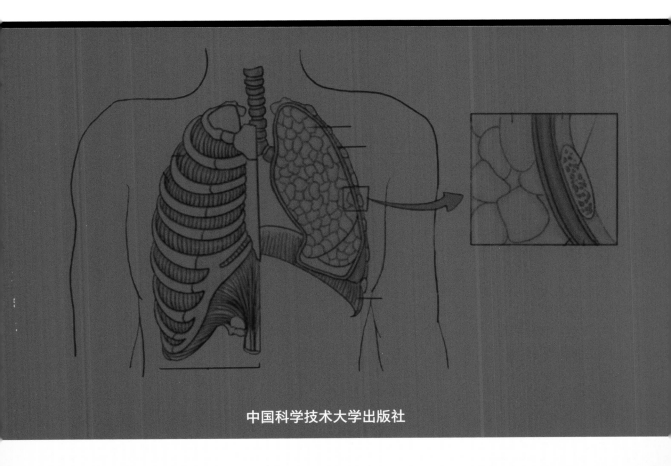

中国科学技术大学出版社

内 容 简 介

恶性胸膜间皮瘤(malignant pleural mesothelioma,MPM)是来自间皮细胞的肿瘤。本书全面介绍了胸膜间皮瘤的历史与现状、发病机制、病理生理、病理类型及分期、诊断与鉴别、手术治疗方式、内科治疗、综合治疗规范以及展望与未来,有助于医学生深入了解胸膜间皮瘤这一临床难治疾病。

本书可供肺部肿瘤以及胸外科等领域的科研工作者、科研管理团队和患者参考使用。

图书在版编目(CIP)数据

恶性胸膜间皮瘤诊治 / 刘明,赵德平主编. -- 合肥:中国科学技术大学出版社,2024.
10. -- ISBN 978-7-312-06011-3

Ⅰ. R734.3

中国国家版本馆 CIP 数据核字第 2024JW7294 号

恶性胸膜间皮瘤诊治

EXING XIONGMO JIANPILIU ZHENZHI

出版	中国科学技术大学出版社
	安徽省合肥市金寨路96号,230026
	http://press.ustc.edu.cn
	https://zgkxjsdxcbs.tmall.com
印刷	合肥华苑印刷包装有限公司
发行	中国科学技术大学出版社
开本	787 mm×1092 mm 1/16
印张	8
字数	193千
版次	2024年10月第1版
印次	2024年10月第1次印刷
定价	60.00元

编 委 会

前　言

恶性胸膜间皮瘤(malignant pleural mesothelioma，MPM)是来自间皮细胞的肿瘤。间皮瘤的确切病因和发病机制并不明确，通常认为其发生与接触石棉等环境因素有关，是一类相对罕见而高度致命的恶性肿瘤。间皮瘤的确切发病率、患病率和死亡率在全球大部分地区尚不清楚，特别是在那些仍然使用石棉的国家。

MPM难以早期识别，因为其早期发展往往没有症状。患者一旦出现呼吸困难或胸痛(例如由于肿瘤包裹肺部、胸腔积液和(或)肿瘤直接侵入胸壁或纵隔)这些MPM最常见的表现症状时，同时还伴有疲劳、厌食、体重减轻和出汗，往往已处于病程晚期，以上症状会随着疾病的发展而变得更加频繁。

MPM治疗困难，因为大多数患者就诊时已处于晚期。MPM患者的中位总生存期约为1年，5年总生存率约为10%，治愈罕见。MPM主要发生在暴露于石棉的老年男性中(诊断时中位年龄72岁)，一般发生在暴露20~40年后。

MPM的治疗方式主要有手术、化疗和放疗。间皮瘤的一线治疗方案不断发展，包括VEGF抑制剂、化疗和双重免疫检查点抑制剂相结合，同时人们也在探索这些疗法与通过生物标志物预测反应之间的协同作用。间皮瘤的实验治疗方法不断发展，包括PARP和ALK抑制剂、树突状细胞、抗间皮素疫苗、溶瘤病毒疗法和CAR-T细胞疗法，代表着该领域的及时进展，具有应用前景。

鉴于目前医学界对胸膜间皮瘤的认识有限，本书全面介绍了胸膜间皮瘤的历史与现状、发病机制、病理生理、病理类型及分期、诊断与鉴别、外科治疗、内科治疗、综合治疗规范以及展望与未来，有助于医学生深入了解胸膜间皮瘤这一临床难治疾病。

　　本书凝聚了同济大学附属肺科医院胸外科、肿瘤科、放疗科、病理科及检验科团队的心血与智慧,总结了30年MPM治疗经验,希望本书的出版可以推动胸外科少见难治疾病的诊治进展,能够为更多临床医生提供参考和借鉴,不足之处,恳请同道们提出宝贵的建议。

刘　明

2024年8月

目　　录

第一章　胸膜间皮瘤的治疗历史与现状

第一节　胸膜间皮瘤的治疗历史

　　法国医生 Joseph Lieutand 于 1767 年首次记录了胸膜肿瘤的案例。[1]在那个时期,由于医学领域对此类肿瘤的认识非常有限,这种肿瘤常被误诊或忽视。Lieutand 的记录标志着医学史上对这种疾病的首次认识,尽管他的发现当时并未引起广泛关注。直到 1931 年,胸膜间皮瘤的研究才迎来了重要的转折点。Klemperer 和 Rabin 两位病理学家在他们的研究中对间皮瘤进行了详细描述,并首次明确将其定性为一种实体肿瘤。[2]他们的工作不仅阐明了这种肿瘤的病理特征,也为后来的研究奠定了基础。然而,尽管这一发现具有重要意义,但由于当时医学技术和知识的限制,胸膜间皮瘤的诊断和治疗仍然充满挑战。在 Klemperer 和 Rabin 的发现之后,胸膜间皮瘤作为一个独立的实体肿瘤在医学界的普遍接受过程相对缓慢。直到 20 世纪 60 年代,随着医学影像技术的发展和病理学研究的深入,胸膜间皮瘤才开始被广泛认识。在这个时期,随着对这种疾病更深入的了解,医学界开始探索更有效的诊断方法和治疗策略,包括更准确的组织病理学分类和对潜在病因(如石棉暴露)的研究,这为后续的治疗方法提供了重要的线索。

　　在 20 世纪中叶之前,恶性胸膜间皮瘤(malignant pleural mesothelioma,MPM)的治疗主要依赖于手术切除,但由于对疾病本质的理解有限,这些早期的手术往往不是为了根治性治疗,而是出于减轻症状的考虑。由于缺乏有效的诊断工具和术前评估方法,这些手术通常不能完全切除肿瘤,只能暂时缓解症状。此外,这个时期的放疗和化疗方法也相对原始,对提高生存率的贡献有限。

　　直到 Butchart 在 1976 年进行的胸膜外全肺切除术(extrapleural pneumonectomy,EPP),这一领域才开始出现显著的进步。[3]他对 29 例患者进行了 EPP 手术,这是一种更激进的治疗方法,旨在通过切除整个受影响的肺和周围组织来实现根治性切除。尽管手术组的围术期死亡率高达 31%,但与 17 例接受非手术治疗的患者相比,3 例患者的生存期增加,这一尝试对后续手术治疗方法的发展产生了重要影响。此后,胸膜切除术/剥脱术(pleurectomy/decortication,P/D)的发展标志着 MPM 手术治疗的一个新阶段。最初,P/D 手术主要用于缓解由肿瘤引起的症状,如呼吸困难、咳嗽和胸痛。但随着对这种疾病认识的深入,P/D 手术逐渐演变成为实现肿瘤宏观切除(macroscopic complete resection,MCR)的有效方法,特别是对于早期疾病或身体条件不允许进行更激进手术的患者。P/D 还逐渐演变为(扩大)胸膜切除术/剥脱术[(extended) pleurectomy/decortication,(e)P/D]进行P/D的同时去除累及的膈肌和/或心包。与EPP相比,P/D手术的围术期死亡率较低,且对患者的肺功能影响较小,因此成为一种更受欢迎的手术方式。目前除了在特定方案中,即放射治疗后的间皮瘤手术外,EPP在很大程度上已被P/D所取代,但对于无法进行令人满意的保肺手术的高危患者来说,它仍然是一种手术选择。尽管在高容量中心,EPP的死亡率已降至1%～4%,但P/D与更低的死亡率和并发症发生率相关。

尽管手术治疗为早期MPM患者提供了一线治疗选择,但其适用范围有限,只针对少数患者,且这部分患者的5年生存率不超过15%。对于无法接受根治性切除的患者,传统的支持性治疗如疼痛管理和呼吸支持,虽能暂时缓解症状,但中位生存时间仅约6个月。[4]在面对这种严峻的预后挑战时,探索更有效的非手术治疗策略成了一个紧迫的任务。

化疗作为MPM非手术治疗的重要组成部分,在疾病治疗中经历了长期的探索和发展。早期的化疗尝试显示出的效果并不令人满意。例如,一项涉及11个诊疗中心、337名患者的大型化疗临床试验发现,受试患者的中位存活时间仅为7个月。[5]在1986—1994年完成早期的化疗药物探索中,许多单药化疗,如顺铂、阿霉素和吉西他滨,以及药物组合如吉西他滨和顺铂都显示出阴性结果[6-11],中位生存时间仅为6～8个月,这些研究结果最初并未支持化疗在MPM治疗中的广泛应用。然而,2003年,情况出现了转机。一项具有里程碑意义的Ⅲ期临床试验公布了其结果[12]:在MPM患者中,与单独使用顺铂相比,结合使用培美曲塞和顺铂以及维生素补充剂的治疗方案,能够显著改善生存期、疾病进展时间和反应率。这一研究成果彻底改变了MPM化疗的领域,确立了铂类药物联合培美曲塞在MPM化疗中的核心地位。此外,近期针对MPM的靶向治疗研究取得重大进展。虽然MPM并没有明显的驱动突变,但通过基因组学研究,科学家们已经发现了一些可能的治疗靶点。例如,对表皮生长因子受体和血管生成相关因子的抑制剂进行临床试验,以评估其在MPM治疗中的效果。2016年发表在《柳叶刀》杂志上的一项Ⅲ期临床试验[13],表明将血管内皮生长因子抑制剂贝伐单抗加入顺铂和培美曲塞的一线双药治疗中,能够将患者的总体生存期延长2.7个月。这一组合疗法现在已被推荐为不可切除MPM患者的可能一线治疗方案。目前,对于不可切除的胸膜间皮瘤,化疗方案通常是铂类药物联合培美曲塞,加或不加贝伐单抗治疗4～6个周期,然后进行贝伐单抗的维持治疗,这一方案适用于MPM的所有组织学亚型。

除了化疗,免疫治疗也在MPM治疗中显示出潜力。随着对肿瘤微环境和免疫逃逸机制的深入理解,免疫检查点抑制剂已经在临床试验中展现出了积极的初步结果。这些药物通过激活患者的免疫系统来攻击肿瘤细胞,为MPM的治疗提供了新的方向。在治疗策略的发展过程中,个体化治疗也逐渐成为研究的焦点。通过更精确地分析患者的肿瘤特性和遗传背景,医生可以更有效地定制治疗方案。例如,基于特定分子标记的筛查可以帮助医生决定哪些患者可能从特定的化疗或靶向治疗中受益。

总的来说,MPM的治疗历经多年的发展,从最初的有限选项到现在多样化的治疗组合。虽然挑战依旧存在,但随着新药物的研发、新疗法的探索和治疗策略的不断优化,MPM患者的治疗前景正逐渐明朗。未来,随着个体化医疗和精准医疗的发展,MPM患者有望获得更加有效和定制化的治疗方案,从而显著提高其生存率和生活质量。

第二节 胸膜间皮瘤的治疗现状

胸膜间皮瘤的治疗需要多学科的协作治疗,包括以EPP和(e)P/D为主的手术治疗,这些手术方法旨在彻底切除肿瘤并为患者提供更好的生存机会。除了手术,传统的治疗方法如化疗和放疗仍然被广泛使用,它们在缓解症状和控制疾病进展方面发挥着关键作用。免疫治疗已经成为胸膜间皮瘤治疗的重要创新。靶向药物如贝伐单抗已被纳入治疗方案,取得了显著的临床效果,延长了患者的生存期,为个体化治疗提供了更多的选择。

一、手术治疗

手术贯穿恶性胸膜间皮瘤的诊断、分期和治疗。根据欧洲医学肿瘤学会指南[14],MPM手术指征为:

(1)为明确诊断及分期而获得足够的组织样本。

(2)当胸腔引流管不足以控制恶性胸腔积液的姑息性治疗。

(3)作为多学科诊疗的一部分,主要出现在临床研究中。

(4)通过(e)P/D或EPP而达到MCR。

MPM手术禁忌证为:临床IV期局部不可切除或远处转移的患者;肉瘤型患者;此外,N2的患者以及混合型MPM患者也不推荐在临床试验之外进行手术。

MPM患者可进行的手术包括多种。根据Rice等人的推荐[15],MPM各个手术的范围如下:

(1)EPP:完整切除同侧肺、脏层和壁层胸膜以及累及的心包和膈肌。

(2)(e)P/D:进行脏层和壁层胸膜的切除以移除所有的大体肿瘤,并切除膈肌和/或心包。

(3)P/D:进行脏层和壁层胸膜的切除以移除所有的大体肿瘤,保留膈肌和心包。

(4)部分胸膜切除术:通常是以诊断或者姑息性治疗为目的,切除部分脏层和/或壁层胸膜,留下大体肿瘤。

在1976年,Butchart首次探索将EPP作为MPM的根治性手术治疗方式。他对29名患者进行了胸膜外全肺切除手术,与17名接受非手术治疗的患者进行了对比。尽管有3名患者的生存期有所延长,但手术组的围术期死亡率高达31%。在过去的40多年中,全世界众多外科医师致力于改进和标准化EPP以降低围术期并发症和死亡率,延长患者的总体生存率。手术患者的选择标准和术中、术后的管理策略在这段时间内得到了完善。目前,EPP的定义是完整切除胸膜、肺、同侧膈肌和心包,切除先前的活检以及胸引管的位置,以及进行系统性的纵隔淋巴结清扫,同时用补片重建横膈及心包。在大多数患者达到MCR的情况下,EPP手术具有可接受并发症发生率和围术期死亡率(分别为19%和6%)。[16]EPP术后最常见的并发症是心房颤动(44%),最常见的致命性并发症是急性呼吸窘迫综合征(ARDS)和肺栓塞。[17]此外,文献表明手术中心的经验在这里也起着至关重要的作用,每年少于5例

EPP的中心术后ARDS发生率明显较高。[18]最近的文献报道中EPP的围术期死亡比例进一步降至3%～7%,这可能归功于手术患者的筛选、手术经验的积累以及术后护理的改善。手术经验的积累导致手术时间的缩短,手术方式的改进包括用网片重建膈肌和心包、用血供良好的组织支撑支气管残端以及先进的止血方法等。[19]

P/D在MPM治疗中的作用始于试图缓解肿瘤引起的症状,包括呼吸困难、咳嗽和胸痛。[20]P/D与EPP的不同之处在于,未受肿瘤侵犯的肺组织得以保留的同时进行完全剥除或去除脏层胸膜,其围术期总的并发症发生率为13%～48%。[21]与P/D或(e)P/D相关的最常见并发症是长时间的漏气和长时间留置胸管引流后遗症(3.5%～57%)。[22]与P/D相比,EPP后无进展生存期通常更长,而P/D的局部复发率更高。[23]最近发表的一篇荟萃分析比较了P/D与EPP的疗效,包含了24个评价长期结果数据集。[21]1512例患者接受了P/D,1391例患者接受了EPP。两组患者间2年死亡比例差异无统计学意义(23.8%和25%),但纳入的研究统计学上有显著的异质性。在有报道中位生存期的17项研究中,53%的研究报道EPP的中位生存期较高,而报道P/D的中位生存期较高的有47%。在报道至少2年生存率的7项研究中,两组患者的生存率相似。分析表明,EPP的短期死亡比例比P/D高2.5倍。因此,如果能够实现MCR,P/D应该是首选。

总的来说,比较EPP、(e)P/D、P/D的手术疗效是非常困难的,因为现有大型机构的文献报道采用了不同的纳入和排除标准、不同的诱导/辅助化疗方案以及不同的术中处理方案;并发症的异质定义以及不同的总生存期(overall survival,OS)计算方式(从诊断时间、化疗开始和手术开始)。这些差异使得难以确定哪种手术方式更能实现以低并发症发病率和低死亡比例来实现延长生存期。悉尼大学研究者分析发现:在大多数研究中,P/D通常选择用于早期阶段,而EPP多用于更晚期阶段,但由于缺乏可靠的临床分期,这一决定通常在手术室进行。

二、化疗

在一线化疗方面,自从引入铂类(顺铂或卡铂)和抗叶酸剂(培美曲塞或雷替曲塞)的联合治疗以来,此方案一直沿用至今。[12]与单纯基于铂类的治疗(12.1个月和9.3个月)相比,中位进展时间更长(5.7个月和3.9个月),该方案已被证明具有更好的OS并且在上皮样MPM中结果最佳。最近,在这种一线双药中加入贝伐单抗使OS增加了2.7个月,现在已被推荐作为可能的一线治疗,与顺铂和培美曲塞联合用于不可切除的MPM。[13]

三、放疗

传统上认为MPM对放疗是具有抵抗性的。一项1991年发表的前瞻性研究表明,针对半胸的放疗剂量大于20 Gy与6～12月内患者出现中至重度不可逆肺损伤相关。[24]因此放疗主要作为控制胸痛的姑息性治疗。[25]但是在过去的20年中,高度适形放疗技术的发展,如调强放疗(IMRT),使高剂量辐射能够安全地传递到半胸,挑战了传统的MPM放疗观念。SMART实验表明,IMRT后EPP是安全可行的。[26]化疗联合P/D后半胸IMRT也被证明是一种安全的方法,具有可接受的放射性肺炎发生率。[27]在手术治疗后的复发模式分析中,只有IMRT显示出能改善局部复发的作用。[28,29]放疗在MPM治疗中发挥的作用仍待探究,但是目前的研究表明胸膜IMRT和诱导IMRT后手术都是安全可行的。[30]

四、免疫治疗与靶向治疗

目前,已经进行了许多免疫检查点抑制剂作为单一疗法或联合疗法的研究。纳武单抗、伊匹单抗双药免疫疗法与培美曲塞、铂类双药化疗相比,显著延长患者的中位OS(18.1个月和14.1个月)[31],2年生存率分别为41%和27%,其疗效也可以在INITIATE Ⅱ期试验中得到验证[32],现已作为治疗不可切除MPM的一线治疗。对于复发性MPM,MAPS2试验的结果表明引入单药纳武单抗或纳武单抗联合伊匹单抗是可行的。[33]此外,还有许多研究目前都在进行,但尚未得出可靠结论,包括:术前或放疗后使用派姆单抗的新辅助治疗;阿特珠单抗联合一线顺铂/培美曲塞联合手术和/或放射治疗;德瓦鲁单抗或联合曲美木单抗与根治性手术;阿特珠单抗联合贝伐珠单抗和标准化疗与单独使用贝伐单抗联合化疗(NCT03762018)的效果比较。顺铂/培美曲塞和德瓦鲁单抗的三联方案显示出有希望但不完善的结果,其毒性和安全性需要在Ⅲ期试验中进一步评估。[34]

除免疫检查点抑制剂之外,目前还有许多其他免疫疗法正在进行。在最近的一项Ⅱ期试验中,在包括根治性手术在内的多学科治疗下,在接受WT1疫苗以及粒细胞-巨噬细胞集落刺激因子和免疫佐剂蒙他尼特治疗的患者中观察到了更好的结果。疫苗组和对照组的1年无进展生存期(progression-free survival,PFS)分别为45%和33%,中位PFS为10.1个月和7.4个月,中位OS分别为22.8个月和18.3个月。[35]目前,多中心随机Ⅱ/Ⅲ期DENIM试验(NCT03610360)正在研究树突状细胞免疫疗法作为化疗后的维持治疗的效果。[36]通过增加肿瘤浸润淋巴细胞的数量,癌症疫苗、树突状细胞疗法和嵌合抗原受体T细胞(CAR-T)疗法取得了显著进展,尽管需要进一步研究以研究它们在多学科疗法中的功效。[37]

间皮素已被证明在上皮样MPM内高表达,是一个有潜力的治疗靶点。[38]尽管无进展生存期没有改善,但单克隆抗间皮素抗体Amatuximab已显示出与标准化疗方案相似的临床效果。[39]自体间皮素靶向CAR-T疗法结合帕姆单抗在Ⅰ期临床试验中的总体反应方面显示出有希望的临床结果。[40]

小　　结

胸膜间皮瘤(MPM)是一种恶性肿瘤,其治疗一直是医学领域的挑战之一。在治疗方面,手术、化疗、放疗以及最新的免疫治疗和靶向治疗等方法都得到了广泛研究和应用。然而,目前这些治疗方法都存在一定的进步和不足之处。手术在MPM的治疗中扮演重要角色。EPP手术曾被尝试作为根治性治疗,但围术期死亡率较高。然而,随着手术经验的积累和技术的改进,EPP的围手术期死亡率逐渐下降,目前多用于更晚期阶段,在符合条件的患者中具有可接受的并发症率。P/D手术则倾向应用于更早期阶段,虽然其围术期死亡率相对较低,但其局部复发率较高。比较不同手术方式的疗效存在困难,因为不同研究采用不同标准和方法。一般而言,对于可实现完全切除的患者,P/D可能是更好的选择。化疗在

MPM的一线治疗中使用铂类和抗叶酸剂联合治疗,取得了相对良好的生存结果。最近,引入血管内皮生长因子抑制剂如贝伐单抗作为一线治疗,进一步延长了患者的生存期。然而,化疗仍然存在一些限制,如毒性和患者对药物的耐受性。放疗一直被认为在MPM治疗中有限,主要用于姑息性治疗。但新的放疗技术如IMRT的发展改变了这一观念,使高剂量辐射可以安全传递到半胸。放疗的确切作用仍需进一步研究。免疫治疗和靶向治疗是MPM治疗领域的新兴研究方向。免疫检查点抑制剂如纳武单抗已经被推荐作为治疗选项,而其他免疫疗法如癌症疫苗和CAR-T疗法也在研究中。此外,一些新的靶向药物也在临床试验中,尚未形成可靠的治疗方案。

总的来说,胸膜间皮瘤的治疗取得了一些进步,但仍然存在挑战。手术技术和经验的提高降低了手术风险,化疗和免疫治疗带来了更好的生存结果。然而,需要更多的研究来进一步改善治疗效果,特别是在不可切除或复发的情况下。治疗策略的个体化和多学科协作也将是未来研究的方向。

(周彬)

参考文献

[1] Wanebo H J, Martini N, Melamed M R, et al. Pleural mesothelioma[J]. Cancer, 1976, 38(6): 2481-2488.

[2] Klemperer P, Coleman B R. Primary neoplasms of the pleura: a report of five cases[J]. Am. J. Ind. Med., 1992, 22(1): 1-31.

[3] Butchart E G, Ashcroft T, Barnsley W C, et al. Pleuropneumonectomy in the management of diffuse malignant mesothelioma of the pleura. Experience with 29 patients[J]. Thorax, 1976, 31(1): 15-24.

[4] de Pangher Manzini V, Brollo A, Franceschi S, et al. Prognostic factors of malignant mesothelioma of the pleura[J]. Cancer, 1993, 72(2): 410-417.

[5] Herndon J E, Green M R, Chahinian A P, et al. Factors predictive of survival among 337 patients with mesothelioma treated between 1984 and 1994 by the Cancer and Leukemia Group B[J]. Chest, 1998, 113(3): 723-731.

[6] Ryan C W, Herndon J, Vogelzang N J. A review of chemotherapy trials for malignant mesothelioma [J]. Chest, 1998, 113(1): 66S-73S.

[7] Byrne M J, Davidson J A, Musk A W, et al. Cisplatin and gemcitabine treatment for malignant mesothelioma: A phase II study[J]. Journal of Clinical Oncology, 1999, 17(1): 25-25.

[8] van Haarst J M W, Baas P, Manegold C H, et al. Multicentre phase II study of gemcitabine and cisplatin in malignant pleural mesothelioma[J]. Br. J. Cancer, 2002, 86(3): 342-345.

[9] Kindler H L, Millard F, Herndon J E, et al. Gemcitabine for malignant mesothelioma: A phase II trial by the Cancer and Leukemia Group B[J]. Lung Cancer, 2001, 31(2/3): 311-317.

[10] White S C, Anderson H, Jayson G C, et al. Randomised phase II study of cisplatin-etoposide versus infusional carboplatin in advanced non-small-cell lung cancer and mesothelioma[J]. Annals of Oncology, 2000, 11(2): 201-206.

[11] van Meerbeeck J P, Baas P, Debruyne C, et al. A phase II study of gemcitabine in patients with malignant pleural mesothelioma[J]. Cancer, 1999, 85(12): 2577-2582.

［12］　Vogelzang N J, Rusthoven J J, Symanowski J, et al. Phase Ⅲ study of pemetrexed in combination with cisplatin versus cisplatin alone in patients with malignant pleural mesothelioma［J］. Journal of Clinical Oncology,2003,21(14):2636-2644.

［13］　Zalcman G, Mazieres J, Margery J, et al. Bevacizumab for newly diagnosed pleural mesothelioma in the Mesothelioma Avastin Cisplatin Pemetrexed Study (MAPS): a randomised, controlled, open-label, phase 3 trial［J］. The Lancet,2016,387(10026):1405-1414.

［14］　Scherpereel A, Opitz I, Berghmans T, et al. ERS/ESTS/EACTS/ESTRO guidelines for the management of malignant pleural mesothelioma［J］. European Respiratory Journal,2020,55(6):1900953.

［15］　Rice D, Rusch V, Pass H, et al. Recommendations for uniform definitions of surgical techniques for malignant pleural mesothelioma: A consensus report of the International Association for the Study of Lung Cancer International Staging Committee and the International Mesothelioma Interest Group［J］. Journal of Thoracic Oncology, 2011,6(8):1304-1312.

［16］　Tsao A S, Wistuba I, Roth J A, et al. Malignant pleural mesothelioma［J］. Journal of Clinical Oncology,2009,27(12):2081-2090.

［17］　Sugarbaker D J, Jaklitsch M T, Bueno R, et al. Prevention, early detection, and management of complications after 328 consecutive extrapleural pneumonectomies［J］. J. Thorac. Cardiovasc. Surg., 2004, 128(1):138-146.

［18］　Burt B M, Cameron R B, Mollberg N M, et al. Malignant pleural mesothelioma and the Society of Thoracic Surgeons Database: An analysis of surgical morbidity and mortality［J］. J. Thorac. Cardiovasc. Surg., 2014,148(1):30-35.

［19］　Bueno R, Opitz I. Surgery in malignant pleural mesothelioma［J］. Journal of Thoracic Oncology,2018, 13(11):1638-1654.

［20］　Soysal O. Pleurectomy/decortication for palliation in malignant pleural mesothelioma: results of surgery ［J］. European Journal of Cardio-Thoracic Surgery,1997,11(2):210-213.

［21］　Cao C, Tian D H, Pataky K A, et al. Systematic review of pleurectomy in the treatment of malignant pleural mesothelioma［J］. Lung Cancer, 2013,81(3):319-327.

［22］　Flores R M, Pass H I, Seshan V E, et al. Extrapleural pneumonectomy versus pleurectomy/decortication in the surgical management of malignant pleural mesothelioma: Results in 663 patients［J］. J. Thorac. Cardiovasc. Surg., 2008,135(3):620-626.

［23］　Sharkey A J, Tenconi S, Nakas A, et al. The effects of an intentional transition from extrapleural pneumonectomy to extended pleurectomy/decortication［J］. European Journal of Cardio-Thoracic Surgery, 2016,49(6):1632-1641.

［24］　Maasilta P, Kivisaari L, Holsti L R, et al. Radiographic chest assessment of lung injury following hemithorax irradiation for pleural mesothelioma［J］. Eur. Respir. J.,1991,4(1):76-83.

［25］　Mattson K, Holsti L R, Tammilehto L, et al. Multimodality treatment programs for malignant pleural mesothelioma using high-dose hemithorax irradiation［J］. International Journal of Radiation Oncology Biology Physics,1992,24(4):643-650.

［26］　Breen W G, Garces Y I, Olivier K R, et al. surgery for mesothelioma after radiation therapy (SMART): a single institution experience［J］. Front Oncol., 2020,10:392.

［27］　Gomez D R, Hong D S, Allen P K, et al. Patterns of failure, toxicity, and survival after extrapleural pneumonectomy and hemithoracic intensity-modulated radiation therapy for malignant pleural mesothelioma［J］. Journal of Thoracic Oncology,2013,8(2):238-245.

［28］ de Perrot M, Wu L, Wu M, et al. Radiotherapy for the treatment of malignant pleural mesothelioma [J]. Lancet Oncol., 2017, 18(9):e532-e542.

［29］ Baldini E H, Richards W G, Gill R R, et al. Updated patterns of failure after multimodality therapy for malignant pleural mesothelioma[J]. J. Thorac. Cardiovasc. Surg., 2015, 149(5):1374-1381.

［30］ Rimner A, Zauderer M G, Gomez D R, et al. Phase Ⅱ study of hemithoracic intensity-modulated pleural radiation therapy (IMPRINT) as part of lung-sparing multimodality therapy in patients with malignant pleural mesothelioma[J]. Journal of Clinical Oncology, 2016, 34(23):2761-2768.

［31］ Baas P, Scherpereel A, Nowak A K, et al. First-line nivolumab plus ipilimumab in unresectable malignant pleural mesothelioma (CheckMate 743): a multicentre, randomised, open-label, phase 3 trial[J]. The Lancet, 2021, 397(10272):375-386.

［32］ Disselhorst M J, Quispel-Janssen J, Lalezari F, et al. Ipilimumab and nivolumab in the treatment of recurrent malignant pleural mesothelioma (INITIATE): results of a prospective, single-arm, phase 2 trial[J]. Lancet Respir. Med., 2019, 7(3):260-270.

［33］ Scherpereel A, Mazieres J, Greillier L, et al. Nivolumab or nivolumab plus ipilimumab in patients with relapsed malignant pleural mesothelioma (IFCT-1501 MAPS2): a multicentre, open-label, randomised, non-comparative, phase 2 trial[J]. Lancet Oncol., 2019, 20(2):239-253.

［34］ Gray S G, Mutti L. Immunotherapy for mesothelioma: a critical review of current clinical trials and future perspectives[J]. Transl. Lung Cancer Res., 2020, 9(S1):S100-S119.

［35］ Zauderer M G, Tsao A S, Dao T, et al. A randomized phase Ⅱ trial of adjuvant galinpepimut-S, WT-1 analogue peptide vaccine, after multimodality therapy for patients with malignant pleural mesothelioma[J]. Clinical Cancer Research, 2017, 23(24):7483-7489.

［36］ Belderbos R A, Baas P, Berardi R, et al. A multicenter, randomized, phase Ⅱ/Ⅲ study of dendritic cells loaded with allogeneic tumor cell lysate (MesoPher) in subjects with mesothelioma as maintenance therapy after chemotherapy: DENdritic cell Immunotherapy for Mesothelioma (DENIM) trial [J]. Transl. Lung Cancer Res., 2019, 8(3):280-285.

［37］ Belderbos R A, Vroman H, Aerts J G J V. Cellular immunotherapy and locoregional administration of CAR T-cells in malignant pleural mesothelioma[J]. Front Oncol., 2020, 10:777.

［38］ Pastan I, Hassan R. Discovery of mesothelin and exploiting it as a target for immunotherapy[J]. Cancer Res., 2014, 74(11):2907-2912.

［39］ Hassan R, Kindler H L, Jahan T, et al. Phase Ⅱ clinical trial of amatuximab, a chimeric antimesothelin antibody with pemetrexed and cisplatin in advanced unresectable pleural mesothelioma[J]. Clinical Cancer Research, 2014, 20(23):5927-5936.

［40］ Zeltsman M, Dozier J, McGee E, et al. CAR T-cell therapy for lung cancer and malignant pleural mesothelioma[J]. Translational Research, 2017, 187:1-10.

第二章 胸膜间皮瘤的病因与发病机制

间皮瘤是来自间皮细胞的肿瘤。间皮细胞主要位于胸膜、腹膜之上。因此间皮细胞瘤就是原发于胸膜、腹膜的肿瘤。可以分为良性间皮瘤和恶性间皮瘤。间皮瘤的确切病因和发病机制并不明确，通常认为间皮瘤的发生与接触石棉等环境因素有关系，临床多项研究证实其发病与石棉暴露史以及其他矿物纤维，例如玻璃、岩石、陶瓷、滑石和氧化铝等接触史有关。本病具有一定的遗传易感性，具有癌症家族史的人群好发本病。实际上，胸膜间皮瘤的发病是环境致癌因素与遗传易感性的共同作用，即外因与内因的共同作用。

环境致癌因素是外因，机体抗肿瘤能力下降是内因。机体抗肿瘤机制涉及多个环节，尤其受癌基因与抑癌基因影响。机体抗肿瘤机制受多基因调控。比如，细胞DNA损伤后的DNA修复的基因调控，细胞突变后细胞凋亡的细胞致死基因调控，阻止肿瘤细胞增殖的基因调控，肿瘤细胞端粒酶活化的基因调控等。这种多基因的影响致使机体抗肿瘤能力下降而形成肿瘤的遗传易感性。

第一节 胸膜间皮瘤发病的环境因素

一、石棉与其他天然矿物纤维

流行病学研究表明，胸膜间皮瘤的发病与石棉接触史有相当关联。[1]有石棉接触者的发病率比一般人群高100~300倍。世界上超过95%的石棉原料为温石棉，是间皮瘤发病的主要原因。弥漫型胸膜间皮瘤的主要危险因素是石棉。在男性胸膜间皮瘤患者中，超过80%有石棉接触史，但在女性患者中，则很少有石棉暴露史。

石棉致瘤与以下因素有关[2-7]：

（一）石棉接触的时间与接触的量

胸膜间皮瘤的发病与石棉接触时间和吸入的量呈正相关。在一般情况下，从第一次接触石棉开始到发病，其潜伏期可达20~40年。如果工作环境石棉粉尘浓度高，吸入的量大，其发病的年限可以缩短。表明石棉暴露史与恶性胸膜间皮瘤之间有明确的剂量关系，但在小剂量石棉暴露者中，也可发生此种疾病。这对于非职业接触石棉与胸膜间皮瘤发病也有一定关系。家庭暴露和邻居暴露的胸膜间皮瘤风险也可增加。

（二）石棉纤维的长度

研究表明,石棉纤维长度超过 $5\sim20~\mu m$,致病性最强。长度大于 $5~\mu m$ 石棉纤维可以飘浮在空气中,而容易被人体吸入。石棉纤维越长,吸入后沉积在体内不容易被机体的单核巨噬细胞系统清除。

闪石的纤维长度要比温石棉的纤维长度长,闪石与间皮瘤存在的关联性要大于温石棉与间皮瘤的关联性。[8]小白鼠的动物实验研究表明,石棉的纤维长度对间皮瘤的发病有影响:纤维越长,对小白鼠间皮瘤的致病性就越强。大多数毛沸石纤维短于 $5~\mu m$,但是只要毛沸石纤维接近或大于 $5~\mu m$,其致病性就会大大增强。在小鼠和人类吸入时,毛沸石是引起间皮瘤有效的纤维。[9]

石棉引发胸膜间皮瘤的作用并非特异性,其他的天然矿物纤维也有引发胸膜间皮瘤的作用。

除石棉外,弥漫型胸膜间皮瘤的其他潜在致病因素也可以是接触其他自然纤维,如毛沸石和氟浅闪石等。还包括人造纤维如耐火陶瓷等。

石棉与其他矿物纤维引发胸膜间皮瘤的机制[10-12]:当石棉和其他矿物纤维通过淋巴管到达胸膜和腹膜时,不易被单核巨噬细胞系统清除,它们会在数月或数年内保持原位。① 引发由高迁移率族蛋白B1(HMGB1)分泌和相关炎症因子激活所驱动的慢性炎症过程;② 诱导活化B细胞核因子κ-轻链增强子(NF-κB);③诱导活化间皮细胞中磷脂酰肌醇3-激酶(PI3K)通路,促使间皮细胞的生长。

二、猿猴病毒40

在没有石棉接触史的胸膜间皮瘤的患者中,30%～50%的患者有感染猿猴病毒40(SV40)。而在恶性间皮瘤患者中SV40的检出率可达60%,提示恶性间皮瘤的发生与SV40有关。

脊髓灰质炎流行年代,数百万美国人可能因接种沙克(Salk)疫苗而感染SV40。在脑膜以及间皮瘤患者中分离出SV40片段。有研究者将在间皮瘤患者分离出的SV40片段,注射到大鼠的胸腔内,成功诱发间皮瘤。也有研究者在全身注射的仓鼠中成功引发间皮瘤。

猿猴病毒40引发胸膜间皮瘤与石棉引发胸膜间皮瘤有相似的机制或与石棉的协同作用导致间皮瘤的发生。

猿猴病毒40是一种DNA病毒,本身并不含有病毒癌基因。一方面,SV40寄生在胸膜间皮细胞中,可促使间皮细胞增生;另一方面,SV40在间皮细胞中复制的过程中,将其病毒基因片段整合到宿主细胞的癌基因与抑癌基因附近,导致癌基因激活和抑癌基因灭活,从而导致间皮细胞增生异常。

SV40引发胸膜间皮瘤与石棉纤维引发胸膜间皮瘤并不矛盾,可以是协同作用。

三、其他化学物理因素

广谱致癌物亚硝胺、杀虫剂及氢氰酸等导致的慢性肺疾患。

电离辐射(γ射线、X射线),如过度的胸部放疗等。

四、胸膜的慢性炎症刺激

脂质吸入性肺炎等肺部疾病、胸膜的慢性炎症刺激等都可以促使胸膜间皮瘤的发病。

胸膜斑(pleural plaques):是指厚度大于5 mm的局限性胸膜增厚,是发生于壁层胸膜上凸出的局限性纤维瘢痕斑块,质硬,呈灰白色,半透明,状似软骨。常位于两侧中、下胸壁,呈对称性分布。胸膜斑表现的纤维瘢痕在镜下可见由玻璃样变的粗大胶原纤维束构成。

这种胸膜增厚(pleural thickening)指在胸膜病变基础上,通常是在渗出性胸膜炎时,胸膜积液没能被充分吸收而发生机化,肉芽组织增生而致纤维化,纤维蛋白过度沉着,使胸膜厚度增加的现象。

在石棉肺导致的胸膜斑时,这种慢性炎症刺激常常会导致胸膜间皮细胞的过度增生,使间皮瘤发生的风险增高。

胸膜斑与间皮瘤的发生关系并不一定,要取决于机体的癌基因与抑癌基因对间皮细胞增生的调控是否正常。胸膜斑只是间皮瘤发生的发病条件。

第二节 胸膜间皮瘤发病的遗传因素与免疫因素

一、遗传因素

从病理发病学看,胸膜间皮瘤的发病与遗传因素并没有直接的关系。胸膜间皮瘤不是遗传性疾病,目前认为恶性胸膜间皮瘤的主要致病因素是石棉接触,其次是反复慢性炎症刺激及猿猴病毒40感染。胸膜间皮瘤、心包间皮瘤不会遗传。

流行病学研究表明,父母患癌症的子女患间皮瘤的危险增加3倍。癌症家族史可能是间皮瘤的一个危险因素,在同一石棉接触水平下增加个体对间皮瘤的易感性。

这种肿瘤的家庭群聚现象并不是经典的遗传结果。机体在肿瘤发病学多个环节的抗肿瘤能力受多基因影响。因此抗肿瘤能力下降,是受多基因遗传影响的结果,从而导致在癌症家族里,肿瘤发病率增高。这种现象被称为肿瘤的遗传易感性。

不是所有职业性长期接触石棉者都罹患胸膜间皮瘤,还和机体的抗肿瘤能力有关。机体抗肿瘤能力的下降具有遗传易感性。

弥漫性恶性胸膜间皮瘤除了与长期接触石棉的环境因素有关以外,还与生物遗传因素有关,具有一定遗传易感性。遗传易感性在间皮瘤发病机制中发挥作用的假设在土耳其卡帕多西亚的3个偏远村庄被假定和证实,其中超过50%的村民死于间皮瘤。[13]

在遗传性疾病中,如Bloom综合征、Li-Fraumeni综合征中,罹患各种肿瘤的概率都明显增加,包括胸膜间皮瘤。这种遗传综合征患者有石棉和其他矿物纤维暴露史,容易罹患胸膜间皮瘤。

Bloom综合征和Li-Fraumeni综合征是常染色体隐性遗传的遗传综合征,发病率较低。Bloom综合征,是累及的DNA修复基因(如BL),易患白血病和其他实体肿瘤。Li-Fraumeni综合征,是累及的p53基因,p53基因是机体最重要的抑癌基因,一旦失活,易患各种肿瘤,如各种肉瘤、乳腺癌、脑肿瘤、白血病等。

二、免疫因素

机体的免疫因素在肿瘤发病的各个阶段都发挥重要的抗肿瘤作用,尤其在肿瘤发生的始发阶段,起到重要的抗肿瘤发生的作用。机体的免疫细胞可通过特异性免疫反应中细胞毒性T淋巴细胞、非特异反应中自然杀伤细胞(NK细胞)对变异的细胞加以清除。

机体的间皮细胞属于不稳定细胞,在生理的情况下不断地再生。在石棉和其他矿物纤维的环境刺激下,间皮细胞的增生增加,在免疫功能受影响的疾病中,患胸膜间皮瘤的风险增加。如霍奇金病患者、艾滋病患者发生间皮瘤的风险增加。

第三节　胸膜间皮瘤发病的分子生物学机制

一、BAP1基因突变

研究表明间皮瘤患者存在BAP1基因突变。BAP1基因突变或缺失是间皮瘤发病的易感内因。

BAP1突变的致病作用与间皮瘤和其他癌症有关。BAP1受影响的家庭成员发生多种恶性肿瘤的概率增加的现象被称为"BAP1癌症综合征"。主要是间皮瘤和葡萄膜黑色素瘤。在家族性眶内或皮肤恶性黑色素瘤中有报道BAP1胚系突变,在家族性恶性胸膜间皮瘤中也观察到了这个现象。在大约60%的间皮瘤中发现了体细胞BAP1突变。在恶性胸膜间皮瘤中,也大约有57%的比例存在BAP1多种变异。BAP1是在肿瘤细胞生长期间发生的获得性突变,提示了BAP1在阻止间皮瘤生长中起关键作用。[14,15]

BAP1是肿瘤抑制基因,位于第3号染色体的短臂上。BAP1编码去泛素化酶,涉及多种基因的表达和转录,调节多种基因和蛋白质的活性,控制DNA复制和DNA损伤的修复,尤其是双键断裂的修复,影响细胞的代谢和细胞死亡。研究表明,在石棉、紫外线、放射或化疗等因素引起的DNA损伤后,BAP1可调节DNA修复和细胞凋亡。[15,16]

（1）BAP1活性降低或缺失的细胞使细胞DNA损伤修复机制失效,无法正常修复损伤的DNA,累积更多的DNA损伤,使细胞完成突变。

（2）BAP1突变的细胞不能执行细胞凋亡。在正常情况下,在执行细胞凋亡中,BAP1调节IP3R3通道的稳定性,使得Ca^{2+}从内质网流入线粒体,并且在线粒体内达到较高剂量时,可以引起细胞凋亡。BAP1突变细胞主要通过有氧糖酵解产生能量,导致线粒体代谢改变,使Ca^{2+}从内质网流入线粒体水平降低,从而抑制细胞凋亡。总之,BAP1突变细胞易于恶变。

二、CDKN2A基因突变

恶性胸膜间皮瘤的基因突变有其特点,主要表现为多种肿瘤抑制性的失活突变。最常见的肿瘤抑制基因突变为CDKN2A的失活突变,超过70%的恶性胸膜间皮的患者存在此基因的失活突变。[17,18]

CDKN2A拥有3个外显子,编码2个蛋白,p16/INK4a和p14/ARF。[19]

（1）p16/INK4a是细胞周期依赖性激酶CDK抑制剂,通过抑制由CDK4/6-cyclinD介导的pRb磷酸化,使细胞周期停滞于G_1期。

（2）p14/ARF抑制由MDM2活化导致的p53蛋白降价,并且具有稳定p53蛋白的功能。

（3）CDKN2A失活突变导致p16和p14蛋白失活,pRb和p53丧失调节细胞周期的能力,进而促进细胞生长。

CDKN2A功能失活与恶性胸膜间皮瘤的发生存在密切的相关性。

三、NF2基因突变

在恶性胸膜间皮瘤中,NF2失活突变的比例为40%～50%。[20,21]

NF2是肿瘤抑制基因,位于第22号染色体长臂上。NF2是通过编码merlin蛋白来调控YAP蛋白功能的。YAP蛋白控制细胞增殖、生存与分化、组织的稳定、器官大小的维持等,在Hippo信号通路中起关键的作用。而Hippo信号通路由一组保守的激酶构成,是一条抑制细胞生长的信号通路,调控细胞的增生。

NF2基因突变导致Merlin蛋白功能缺失,从而使调控YAP蛋白功能异常而导致YAP活化,使Hippo信号通路失活,从而导致细胞异常增生。

四、CpG岛高甲基化(CpG island methylation)

CpG岛:CpG岛是双核苷酸(GC)在人类基因组中的某些区段,其分布很不均一,但主要位于基因的启动子(promoter)和第一外显子区域,约有60%以上基因的启动子含有CpG岛。在正常组织里,70%～90%散在的CpG是甲基修饰,而与之相反,大小为100～1000 bp且富含CpG二核苷酸的CpG岛,则往往非甲基化。

CpG岛常位于基因转录调控区附近,与56%的人类基因组编码基因相关,因此基因转录区CpG岛的甲基化状态与基因调控密切相关。

在人类基因组内,GC的含量大约为40%;这些GC并不是平均分布在基因组内,在某些DNA片段上其含量可高达60%以上,而在另一些区域则只有33%左右。这种GC含量的差别,在基因表达的调控和基因突变上都起到重要作用,参与基因表达的调控和影响染色质的结构。正常细胞的CpG岛由于被保护而处于非甲基化状态。

正常非甲基化CpG岛的高甲基化是人类肿瘤中普遍存在的现象。这种CpG高甲基化是导致抑癌基因失活的又一个机制。研究证明启动子区的高甲基化导致抑癌基因失活是人类肿瘤所具有的共同特征之一。

研究表明,上皮型的胸膜间皮瘤的CpG岛具有较小的甲基化,只是与非CpG岛甲基化相关,而肉瘤型则与CpG岛甲基化相关。使用甲基化CpG岛扩增微阵列方法,得到恶性胸膜间皮瘤患者CpG岛的高甲基化状态。

五、EZH2和SUZ12过度表达

EZH2和SUZ12过表达在石棉相关性间皮瘤细胞系中被发现,与正常的胸膜相比,85%的间皮瘤过表达EZH2。

多梳蛋白抑制复合物(polycomb repressive complexes,PRC)能在染色质层面进行调控基因表达,是发育过程中不可缺少的一环。多梳抑制复合体2由EZH2、SUZ12、EED蛋白亚基构成,通过影响组蛋白修饰(histone modification),控制转录。组蛋白修饰包括三种主要类型:乙酰化/脱乙酰化,甲基化/去甲基化,泛素化/去泛素化。

组蛋白脱乙酰化酶(HDACs)是Zn^{2+}依赖型或NAD^+依赖型乙酰化酶脱乙酰基酶,可以清除组蛋白上的乙酰基。BAP1编码去泛素化酶,是恶性胸膜间皮瘤中最常突变的基因之一。携带BAP1缺失的间皮瘤细胞对EZH2抑制剂敏感,因而针对此基因突变,可以尝试EZH2抑制剂。

六、染色体异常

多项细胞实验证实:石棉可导致染色体突变。染色体突变及缺失发生率与间皮瘤患者生存相关,其中染色体数目正常者生存期最长。[22]某些间皮细胞内可见异常染色体核型,常见非整倍体22号染色体缺失;基因结构重排以1p、3p、9p和6q多见。

有一些染色体改变在恶性间皮瘤的发病中起十分重要的作用。22号染色体单倍型与NF2基因突变有密切关系。74%的恶性间皮瘤有1p缺失。42%～62.5%的恶性间皮瘤3p有一个或多个位点杂合性缺失。p16ink4基因所在的9p缺失亦较常见。人间皮瘤细胞系中也可出现含CDKN2A的9号染色体片段缺失。

七、c-fos基因及c-jun基因等癌基因异常激活

动物实验发现小鼠胸膜间皮细胞在石棉刺激后,c-fos及c-jun mRNA水平上调,进而证

实 *c-fos* 基因及 *c-jun* 基因是间皮瘤的癌基因。野生型 K-Ras 在细胞系水平得到证实。而 *c-Myc* 基因免疫细胞化学水平上过度表达常见。

八、*p15*、*p16*、*p53* 抑癌基因失活

肿瘤生长需要正常细胞生长调控，以抑制细胞过度生长和监测损伤的修复。肿瘤抑制基因专司这个功能，所以肿瘤抑制基因功能缺失就会失去对细胞周期的监控，细胞得以无限制地生长。75％ 鼠类间皮瘤细胞系可发现 *p53* 基因改变，然而在人间皮瘤细胞系 36（及原发肿瘤组织中多表达野生型 *p53*。

p53 基因与间皮瘤密切相关，SM40 与 *p53* 抑制结合或相互作用 *p53* 或使 *p53* 功能障碍已被公认，这可能是非石棉间皮瘤的原因之一。

p16ink4 抑制 pRb 磷酸化，其丢失将导致肿瘤进展。既往发现 85％ 的间皮瘤细胞系及 22％ 的原发肿瘤中存在 *p16* 缺失。72％ 原发间皮瘤存在 *p15* 及 *p16* 共同缺失。74％ 人间皮瘤存在 *p16/CDKNA2* 纯合性缺失。

九、生殖细胞突变

研究表明，其他的生殖细胞突变可导致间皮瘤。除了 *BAP1* 之外，大多数这些杂合种的生殖细胞变发生在调节 DNA 修复的基因中，如 *MLH1*、*MLH3*、*TP53*、*BRCA2* 等。不同肿瘤类型的外显率和流行程度因所涉及的基因而异，调控 DNA 修复与肿瘤发病密切相关，同样可导致间皮瘤的发生。

（宋伯根）

参考文献

[1]　Carbone M，Adusumilli P S，Alexander H R J，et al. Mesothelioma：scientific clues for prevention，diagnosis，and therapy[J]. CA：A Cancer Journal for Clinicians，2019，69(5)：402-429.

[2]　Toyokuni S. Mechanisms of asbestos-induced carcinogenesis[J]. Nagoya journal of medical science，2009，71(1/2)：1-10.

[3]　Huang S X，Jaurand M C，Kamp D W，et al. Role of mutagenicity in asbestos fiber-induced carcinogenicity and other disease[J]. Journal of Toxicology & Environmental Health Part B，2011，14 (1/4)：179-245.

[4]　Moller P，Danielsen P H，Jantzen K，et al. Oxidatively damaged DNA in animals exposed to particles [J]. Crit. Rev. Toxicol.，2013，43(2)：96-118.

[5]　Solbes E，Harper R W. Biological responses to asbestos inhalation and pathogenesis of asbestos-related benign and malignant disease[J]. J. Investig. Med.，2018，66(4)：721-727.

[6]　Ospina D，Villegas V E，Rodriguez-Leguizamon G，et al. Analyzing biological and molecular characteristics and genomic damage induced by exposure to asbestos[J]. Cancer Manag. Res.，2019，11：4997-5012.

[7]　Kane A，Jean D，Knuutila S，et al. Malignant mesothelioma：mechanism of carcinogenesis[M]. London：Springer，2014.

[8] Baumann F, Ambrosi J P, Carbone M. Asbestos is not just asbestos: an unrecognized health hazard[J]. Lancet Oncol.,2013,14(7):576-578.

[9] Carbone M, Emri S, Dogan S U, et al. A mesothelioma epidemic in Cappadocia: scientific developments and unexpected social outcomes[J]. Nat. Rev. Cancer,2007,7(2):147-154.

[10] Carbone M, Yang H. Molecular pathways: targeting mechanisms of asbestos and erionite carcinogenesis in mesothelioma[J]. Clin. Cancer Res.,2012,18(3):598-604.

[11] Jube S, Rivera Z S, Bianchi M E, et al.Cancer cell secretion of the DAMP protein HMGB1 supports progression in malignant mesothelioma[J]. Cancer Res.,2012,72(13):290-301.

[12] Mezzapelle R, Rrapaj E, Gatti E, et al. Human malignant mesothelioma is recapitulated in immunocompetent BALB/c mice injected with murine AB cells[J]. Sci. Rep.,2016,6:22850.

[13] Roushdy-Hammady I, Siegel J, Emri S, et al. Genetic-susceptibility factor and malignant mesothelioma in the Cappadocian region of Turkey[J]. Lancet,2001,357(9254):444-445.

[14] Carbone M, Flores E G, Emi M, et al. Combined genetic and genealogic studies uncover a large BAP1 cancer syndrome kindred tracing Back nine generations to a common ancestor from the 1700s[J]. PLoS Genet.,2015,11(12):e1005633.

[15] Carbone M, Yang H, Pass H I, et al. BAP1 and cancer[J]. Nat. Rev. Cancer,2013,13(3):153-159.

[16] Ventii K H, Devi N S, Friedrich K L, et al. BRCA1-associated protein-1 is a tumor suppressor that requires deubiquitinating activity and nuclear localization[J]. Cancer Res.,2008,68(17):6953-6962.

[17] Hu Q, Akatsuka S, Yamashita Y, et al. Homozygous deletion of CDKN2A/2B is a hallmark of iron-induce high-grade rat mesothelioma[J]. Lab. Investig.,2010,90(3):360-373.

[18] Nabeshima K, Matsumoto S, Hamasaki M, et al. Use of p16 FISH for differential diagnosis of mesothelioma in smear preparations[J]. Diagn. Cytopathol.,2016,99:155-161.

[19] Young R J, Waldeck K, Martin C, et al. Loss of CDKN2A expression is a frequent event in primary invasive melanoma and correlates with sensitivity to the CDK4/6 inhibitor PD0332991 in melanoma cell lines [J]. Pigment Cell & Melanoma Reserch,2014,27(4):590-600.

[20] Bianchi A B, Cheng J Q, Klein W M, et al. High frequency of inactivating mutations in the neurofibromatosis type 2 gene (NF2) in primary malignant mesotheliomas [J]. Proc. Natl. Acad. Sci. USA, 1995, 92(24):10854-10858.

[21] Sekido Y, Pass H I, Bader S, et al. Neurofibromatosis type 2(NF2) gene is somatically mutated in mesothelioma but not in lung cancer[J]. Cancer Res.,1995,55(6):1227-1231.

[22] Yoshikawa Y, Emi M, Hashimoto-Tamaoki T, et al. High density array-CGH with targeted NGS unmask multiple noncontiguous minute deletion on chromosome 3p21 in mesothelioma[J]. Proc. Natl. Acad. Sci. USA,2016,113(47):13432-13437.

第三章 胸膜间皮组织的解剖与生理功能

第一节 胸膜间皮组织的解剖结构

一、间皮组织

间皮组织由间皮细胞构成,间皮细胞属于上皮组织中的单层扁平上皮,由中胚层发育而来,但同时具有间充质细胞和上皮细胞的特点。其细胞骨架不仅能表达间充质细胞中间丝的波形蛋白和肌间线蛋白,同时还具有上皮细胞表达的角蛋白、顶端-基底极性、基底膜黏附、连接复合体等特性。

间皮细胞的形态常呈圆形或卵圆形,胞浆伸展呈扁平状。其形态取决于间皮下组织的牵拉程度。间皮细胞的大小各异,其一般大小为$15\sim25~\mu m$。

间皮细胞上可见$1\sim3~\mu m$长的微绒毛,微绒毛的密度为$2\sim30~\mu m^2$。[1]其在胸膜表面的分布为:脏层胸膜的密度高于壁层胸膜,胸膜的基底区域高于尖顶区域。微绒毛突出于胸膜表面,具有扩增胸膜的表面积,增加胸膜腔内的液体运输和代谢活动。

间皮组织为覆盖于胸膜、腹膜和心包膜等表面的一层,被称为浆膜的膜状组织。

二、胸膜的解剖结构

胸膜是衬覆在胸壁内面和肺表面的浆膜,衬覆在胸壁内面的称为壁层而衬覆在肺表面的称为脏层,两层之间的密闭间隙称为胸膜腔。

(一)壁层胸膜的四个部分

胸膜壁层根据其位置可分为胸膜顶、肋胸膜、膈胸膜和纵隔胸膜四部分(图3.1)。

(1)胸膜顶又被称为颈胸膜,是突出胸廓上口的部分,紧贴肺尖上前方,其最高点,从前方看,位于锁骨内侧1/3上方约2.5 cm处,相当于第1肋骨上方3~4 cm,后方不超过第1肋,胸膜顶常由胸膜上膜和小斜角肌增强,胸膜上膜是由从第7颈椎横突前缘张至第1肋内缘的胸内筋膜增厚而形成,小斜角肌不恒定,仅存在于一侧者约2/3的人起自第7颈椎前缘,止于第1肋内缘的锁骨下动脉沟以后的部分及胸膜上膜。

（2）肋胸膜是衬贴在胸壁内面的部分,依靠疏松结缔组织贴附于胸壁内面,易于剥离。

（3）膈胸膜是覆盖在膈上面的胸膜,紧密地覆盖在膈的上面,不易剥离。

（4）纵隔胸膜是包被在纵隔器官表面的胸膜,是覆被介于左右二肺之间所有器官的胸膜,借包绕肺根和构成肺韧带的胸膜移行于肺胸膜,在肺根下方移行部的胸膜,介于纵隔和肺之间,向下与膈胸膜相续,即肺韧带,前后两层之间无肺根结构。

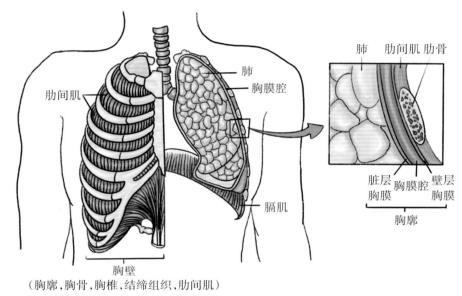

图3.1 胸膜解剖模式图

（二）胸膜窦与膈肋窦

壁层胸膜各部之间互相移行,在某些部位形成隐窝而肺缘并不伸入其间。这些隐窝被称为胸膜窦。而在肋胸膜与膈胸膜的转折处形成膈肋窦,它是胸膜腔的最低点,胸膜炎时渗出液首先积聚于此。

（三）脏层胸膜

脏层胸膜覆盖在肺表面,并伸入叶间裂内,与肺实质紧密相连。

（四）胸膜腔

脏胸膜与壁胸膜两部分在肺根部互相反折延续,围成左右两个完全封闭的潜在性腔,名为胸膜腔。胸膜腔的宽度为 $18\sim20~\mu m$,基底部的宽度略有增加。[2]闭合的胸膜腔内压为负压,这是胸壁的向外扩张和肺脏的弹性回缩产生的方向相反的作用力的结果。因此脏、壁二层胸膜紧贴,呼吸时肺可随胸壁和膈的运动扩张或回缩,胸膜腔内有少许浆液,有 $10\sim15~mL$,可减少脏、壁胸膜之间的摩擦。

（五）胸膜界线与体表投影

1. 胸膜界线

胸膜前界的肋纵隔反折线：从两侧胸锁关节后方起始，向上，于第1肋的内缘与胸膜顶相续；向下达胸骨角后方，在正中矢状平面彼此靠拢直至第4肋软骨，两侧分离。左侧者偏向外，斜行经过第4肋间隙、第5肋及肋间隙至第6肋软骨处转为下界。

左右胸膜前界在胎儿多为分离型，出生后随呼吸机能发展逐渐接近、靠拢，至老年两侧前界多为重叠型。

胸膜下界的肋膈反折线：左侧自第6肋软骨后方，开始走行向外；右侧始于平剑胸结合处。此后两侧基本相同，都经过4个点，即锁骨中线与第8肋的交点，腋中线与第10肋交点，肩胛线与第11肋的交点，骶棘肌外缘与第12肋的交点，最后在正中矢状平面约平第12胸椎棘突根。胸膜下界在胸骨和第12肋两处，可低于胸廓下界（图3.2）。

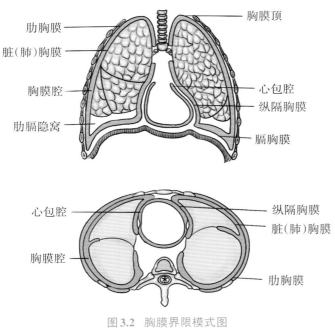

图3.2 胸膜界限模式图

2. 脏胸膜体表投影

脏胸膜的体表投影前界与壁胸膜大致相同，仅左肺前界在第4胸肋关节处，沿第4肋软骨转向外侧，至左胸骨旁线稍内侧处转向下至第6肋软骨中点处移行下界，与壁胸膜前界间形成肋纵隔隐窝。

肺的下界较壁胸膜下界在各标志线高约两个肋骨，即肺的下界在锁骨中线与第6肋相交，在腋中线与第8肋相交，肩胛线与第10肋相交，最后在脊柱侧方达第10胸椎棘突平面；而壁胸膜下界在锁骨中线与第8肋相交，在腋中线与第10肋相交，肩胛线与第11~12肋相交，最后在脊柱侧方达第12胸椎棘突平面（表3.1）。肺下缘与壁胸膜下界间形成半环形的肋膈隐窝。

表3.1　肺和壁胸膜下界的体表投影比较

	锁骨中线	腋中线	肩胛线	脊柱旁
肺下界	第6肋	第8肋	第10肋	平第10胸椎棘突
壁胸膜下界	第8肋	第10肋	第11~12肋	平第12胸椎棘突

（六）上胸膜间区与下胸膜间区

左右胸膜前界未完全靠拢,留有两个三角形间隙分别被称为上胸膜间区和下胸膜间区。上胸膜间区位于胸骨角以上,内有胸腺及脂肪;下胸膜间区位于第4肋软骨以下,即心包区,此处心包直接与胸壁相贴,称为心包裸区。

（七）胸膜的血管、淋巴与神经

胸膜的血管:① 脏胸膜:动脉由支气管动脉和肺动脉供给,静脉与同名动脉伴行;② 壁胸膜:动脉由支气管动脉,胸廓内动脉、肋间动脉及膈上动脉供给,静脉与同名动脉伴行。

胸膜的淋巴回流:① 胸膜顶的淋巴汇入锁骨上淋巴结;② 肋胸膜的淋巴注入胸骨旁淋巴结及肋间后淋巴结;③ 膈胸膜、纵隔胸膜的淋巴尚引流到纵隔淋巴结,而膈胸膜的淋巴还通过膈至腹腔的主动脉外侧淋巴结。

胸膜的神经分布:肋间神经分布于肋胸膜及膈胸膜周围部,膈神经分布于纵隔胸膜及膈胸膜中央部。脏层胸膜不含有感觉神经纤维,只有壁层胸膜含有感觉神经纤维,由肋间神经和膈神经的分支支配。壁层胸膜尤其是肋胸膜对痛觉敏感,胸膜炎症时,可引起明显疼痛。[2]

第二节　胸膜间皮组织的生理功能

一、形成胸液,降低在呼吸运动中肺和胸壁的相互摩擦作用

正常情况下,胸膜腔内有少量液体(胸液),胸液量为每千克体重0.3 mL,为低渗性,含蛋白10 g/L。[3]胸液量虽少,但是不断交换。其液体交换取决于静水压和胶体渗透压之间的压力差(图3.3)。

生理性胸液的产生与吸收:生理性胸液是在胸腔尖顶区由壁层胸膜产生,而其吸收是在胸腔的基底区,主要由横膈面和纵隔面壁层胸膜上的淋巴管微孔来完成。

胸液是胸膜的间皮细胞分泌一些细胞外基质、玻尿酸类物质和浆液一起,起到润滑作用,可以使器官与器官、器官与胸膜间都能得到良好的保护,在呼吸运动时候脏层以及壁层胸膜之间的润滑,可让肺相对于胸壁有更广泛范围的移动,不会互相磨损受伤。

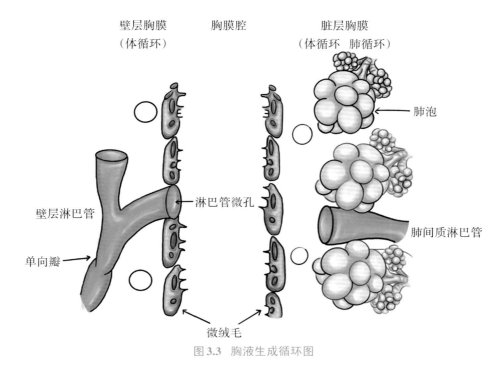

图 3.3　胸液生成循环图

二、形成胸膜腔内压，维持肺扩张，保证肺正常通气

胸膜腔中具有的压力称之为胸膜腔内压，主要维持肺扩张，能够保证肺正常通气，胸膜腔一旦出现异常之后，就有可能会对心脏以及肺部组织造成一定的影响，影响呼吸功能。

测定胸膜腔内压的方法有两种，一是导管法，二是表面气囊和吸引杯(suction cups)法。导管法测定的是胸液压力，表面气囊和吸引杯法测的是表面压力。导管法由于导管相对于狭窄的胸膜腔过大致使测定胸膜腔内压困难，改用相对无创伤的微量导管法。人的胸膜腔压，在胸中间区带，在功能残气量位时为$-5\,\mathrm{cmH_2O}$；在肺总量位时为$-30\,\mathrm{cmH_2O}$。[2]当肺顺应性降低时，胸腔负压增大。

三、为肺提供机械性保护作用，维持肺的形态

脏层胸膜为肺提供机械性保护和支持，为保持肺的形态，限制肺的扩张，调节并缓冲肺组织在扩张情况下所承受的应力，利于肺的呼气作用。

四、调节肺的血流和气体分布、调节回心血量

胸膜腔内的负压传导和正常分布，对肺的血流和气体的分布、回心血量有重要影响。

五、为减轻肺水肿提供缓冲空间

胸膜腔的另一功能是为肺水肿液逸出肺部提供潜在的空间,对降低肺毛细血管压有一定作用。

六、间皮细胞产生细胞因子

间皮细胞能产生单核细胞趋化蛋白(MCP)、纤维蛋白溶解物质,分泌中性粒细胞趋化因子。对于胸腔内白细胞的募集具有重要作用。

七、间皮细胞的生理性再生作用

间皮细胞源自中胚层,构成浆膜组织,衬覆于胸膜的脏层与壁层。间皮细胞在不间断的呼吸运动时,在浆膜的滑动中,不断地被损耗,需要不断地增生。调控间皮细胞增生的基因持续表达,维持细胞持续分裂的状态,属于持续分裂细胞,又被称为不稳定细胞。胸膜的这种增生是一种生理性再生作用。

在胸膜受损时,间皮细胞也表现出强大的再生作用。上皮与间皮的愈合方式不尽相同,在上皮愈合时,是通过上皮细胞向中心迁移愈合,即伤口边缘的细胞增生并迁移到受伤区域。而在间皮愈合时,不仅病变边缘的细胞增殖并向中心迁移,而且自由漂浮的间皮细胞植入到损伤表面。

（宋伯根）

参考文献

[1] Mserocchi G. Physiology and pathophysiology of pleural fluid turnover[J]. Eur. Respir. J., 1997, 10: 219-225.

[2] Murray J F, Nadel J A. Textbook of respiratory medicine[M]. 2nd ed. Philadelphia: Saundes, 1994.

[3] Hamm H, Ligt R W. The pleura: the outer space of pulmonary medicine[J]. Eur. Respir. J., 1997, 10: 2-3.

第四章　胸膜间皮瘤的病理类型及分期

第一节　胸膜间皮瘤的病理类型

根据2021版世界卫生组织（World Health Organization，WHO）胸部肿瘤分类，间皮肿瘤主要分为良性间皮肿瘤、浸润前间皮肿瘤和间皮瘤（表4.1）。

表4.1　2021版WHO胸膜和心包间皮肿瘤分类

间皮肿瘤（mesothelial tumours）
良性和浸润前间皮肿瘤（benign and preinvasive mesothelial tumours）
腺瘤样瘤（adenomatoid tumour）
高分化乳头状间皮瘤（well-differentiated papillary mesothelial tumour）
原位间皮瘤（mesothelioma in situ）
间皮瘤（mesothelioma）
局限性间皮瘤（localized mesothelioma）
弥漫性间皮瘤（diffuse mesothelioma）
上皮样间皮瘤（epithelioid mesothelioma）
肉瘤样间皮瘤（包括促纤维增生性间皮瘤）（sarcomatoid mesothelioma）（including desmoplastic mesothelioma）
双相性间皮瘤（mixed epithelioid and sarcomatous mesothelioma）

一、良性及浸润前间皮肿瘤

（一）腺瘤样瘤

1. 定义

腺瘤样瘤是一种源于间皮细胞的良性肿瘤。肿瘤可发生在脏层或壁层胸膜上，通常在手术或尸检中偶然发现肿瘤。腺瘤样瘤在胸膜中极为罕见。文献报道年龄范围为40～70岁。

2. 组织病理学改变

大体上肿瘤是一个无包膜的、相对圆形、质地韧，灰白灰黄色结节，大小范围为5～30 mm。

肿瘤呈局限性结节状,生长在胸膜表面。由扁平或立方细胞组成裂隙样、微囊样、复杂的小管状或腺样结构,细胞核温和,胞质淡、嗜酸性,陷于纤维或纤维黏液样间质中。有时可见胞质内空泡,裂隙内可含有嗜碱性物质。腺瘤样瘤的间质通常伴有淋巴细胞聚集。建议对整个肿瘤进行取样,以排除具有腺瘤样瘤外观的上皮样间皮瘤。

3. 免疫组化

肿瘤细胞对细胞角蛋白和间皮细胞标记物(如钙黏蛋白、D2-40和WT1)呈阳性,同时BAP1表达不缺失。[1]

4. 鉴别诊断

最重要的鉴别诊断是间皮瘤。间皮瘤通常显示更广泛的胸膜受累和浸润性生长,以及恶性组织学特征,如细胞异型性、坏死或肉瘤样形态。通过免疫组织化学排除淋巴管瘤、上皮样血管内皮瘤和转移性印戒细胞癌等肿瘤。

必要标准:

(1) 在纤维间质中由扁平或立方间皮细胞形成的小管或空泡。

(2) 缺乏沿胸膜弥漫性或多发性的扩散,以及浸润间质、细胞异型性、坏死或肉瘤样形态的恶性组织学特征。

理想标准:

(1) 辅助免疫组化检测间皮细胞标记物。

(2) BAP1表达未缺失,缺失 *CDKN2A* 的纯合缺失。

(二)高分化乳头状间皮瘤

1. 定义

高分化乳头状间皮肿瘤(WDPMT)是一种源自间皮细胞的肿瘤,呈乳头状结构,其表面覆盖缺乏侵袭性的温和间皮细胞。起源于脏层和/或壁层胸膜。

2. 临床特征

WDPMT的患者通常表现为呼吸困难。单侧胸腔积液常见,而且经常复发。有些肿瘤是偶然发现的。目前报告WDPMT病例不到50例。胸膜WDPMT没有明显的性别偏好,发病年龄跨度较广(中位年龄:62岁)。目前发病原因尚不明确。

3. 组织病理学改变

大体上肿瘤从胸膜突出,呈单一的分枝状肿块,最大直径可达50 mm。或为胸膜上的多发小结节,直径<10 mm。肿瘤从胸膜表面起源,呈独特的薄到宽的乳头状结构,其表面覆盖着一层扁平至立方形的温和间皮细胞,核小而不显著,几乎无核分裂,无间质浸润。乳头由黏液样或纤维血管样间质构成,缺乏炎症,偶尔显示硬化。乳头偶尔拥挤,呈背靠背排列,似侵袭性生长,但角蛋白染色显示乳头结构完整,无间质浸润。

4. 免疫组化

WDPMT对间皮细胞标记物呈阳性表达。通常BAP1表达不缺失。[2]

5. 鉴别诊断

WDPMT的诊断需要对整个肿瘤进行取材和组织学检查以排除侵袭。主要鉴别包括具有WDPMT组织学特征的间皮增生以及弥漫性间皮瘤。反应性胸膜炎中的间皮增生偶尔形成乳头,但与WDPMT不同,这些乳头小,并具有反应性细胞学特征和炎症。具有乳头状生长的上皮样弥漫性间皮瘤与WDPMT有相似之处,但前者的特点是肿瘤细胞侵袭深层结缔组织或更远处侵袭性生长。

必要标准:

(1) 被覆温和间皮细胞的乳头状结构。

(2) 无间质侵袭。

理想标准:

(1) 辅助免疫组化检测间皮细胞标记物表达。

(2) 间皮细胞BAP1表达未缺失,且无*CDKN2A*纯合缺失。

6. 预后

尽管少数病例在完全切除后呈良性肿瘤的临床过程。但大多数WDPMT表现为缓慢生长的可复发疾病,生存期可延长数年或更长。[3]为避免与弥漫性间皮瘤混淆,建议使用"高分化乳头状间皮肿瘤"取代"高分化乳头状间皮瘤"。具有WDPMT外观的间皮增生病变,如果有局部侵袭,往往具有多灶性和复发的倾向。因此认为高分化乳头状间皮肿瘤是低度恶性潜能的病变。

(三) 原位间皮瘤

1. 定义

原位间皮瘤是一种单层间皮细胞沿胸膜生长的肿瘤性病变,是浸润性间皮瘤的前驱病变,发生在浆膜胸膜(壁和/或脏)和腹膜。

2. 临床特征

原位间皮瘤在有石棉暴露、放射治疗史以及有家族遗传倾向的患者中,常常呈长期、不易吸收的胸腔积液表现。影像学或胸腔镜检查中未发现胸膜肿块或胸膜增厚等异常。诊断基于特殊的临床及影像学表现。病理诊断需要提供足够的组织样本。在大多数情况下,需要对反复发作的胸腔积液患者进行胸腔镜评估,获取胸膜不同区域的大活检样本。小的活检和细胞学样本是不合适的。BAP1失活和*CDKN2A*纯合缺失被认为是间皮瘤发生的早期事件。

3. 组织病理学改变

原位间皮瘤是由平坦或立方细胞组成的一层细胞,无侵袭证据。细胞核温和,可有显著的核仁,缺乏核分裂象。其他表现包括小的乳头状突起或小结节,可能显示中等至重度的细胞异型性。

4. 免疫组化

原位间皮瘤不能仅通过组织形态诊断,必须通过免疫组化检测BAP1核表达缺失和/或通过FISH或MTAP免疫组化(胞浆染色)检测*CDKN2A*纯合缺失来证明,以区分良性间皮细胞增生。[4,5]

5. 鉴别诊断

反应性间皮增生通常可以通过BAP1和/或MTAP免疫组化和/或*CDKN2A*纯合缺失的FISH检测与原位间皮瘤鉴别。邻近浸润性间皮瘤的表面扩散可能难以与原位间皮瘤区分开来,因此必须与影像学表现和术中发现相结合,以避免因取材样本的局限而诊断错误。高分化乳头状间皮肿瘤很难与原位间皮瘤区分开来。但高分化乳头状间皮肿瘤胸腔镜检查显示胸膜表面的颗粒状或胸膜结节。

必要标准:

(1)胸膜积液(反复发作)。

(2)胸腔镜或影像学检查未显示异常病变。

(3)胸膜表面单层间皮细胞(有或无异型)。

(4)无侵袭生长的组织学特征。

(5)通过免疫组化检测BAP1和/或MTAP以及/或FISH检测CDKN2A纯合缺失。

(6)多学科讨论诊断。

6. 预后和影响因素

原位间皮瘤可能会发展成为浸润性上皮样间皮瘤。预后未知,取决于进展为浸润性间皮瘤的风险,5年的中位随访后可能达到70%。

二、间皮瘤

(一)局限性间皮瘤

1. 定义

局限性间皮瘤是由间皮细胞起源的恶性肿瘤,呈局限性结节状,且无弥漫性胸膜扩散的临床或组织学证据,是一种罕见肿瘤。

2. 临床特征

患者可以无症状或出现胸痛、呼吸困难或与多种结构受压相关的其他症状。局限性胸膜间皮瘤似乎与石棉暴露有关。大约37%的病例报道患者有石棉接触史。BAP1突变、TRAF7突变可作为局限性间皮瘤的潜在发病途径。

3. 组织病理学改变

大体上胸膜或其他浆膜表面附着的孤立的、局限的肿块。局限性间皮瘤的组织病理学、超微结构和免疫表型特征与弥漫性间皮瘤相同。[6]大约55%的肿瘤是上皮样病变;其他表现为双相性或肉瘤样形态。也曾报道带有多形性、微囊性和横纹肌样的上皮样局限性间皮瘤。

4. 免疫组化

免疫组化显示间皮细胞标记物表达与弥漫性间皮瘤相同(图4.1)。

5. 鉴别诊断

鉴别诊断包括孤立纤维瘤、转移性癌和肉瘤、原发性胸膜和周围肺的滑膜肉瘤和其他肉瘤以及弥漫性间皮瘤。

必备标准:

(1)通过影像学、手术发现和组织学显示孤立局限性肿块。

(2)手术切除标本检查显示肿瘤边界未超出局限性范围。

(3)具有弥漫性间皮瘤组织学特征。

（4）表达间皮细胞起源的免疫组化证据。

理想标准：

多学科讨论以确认诊断。

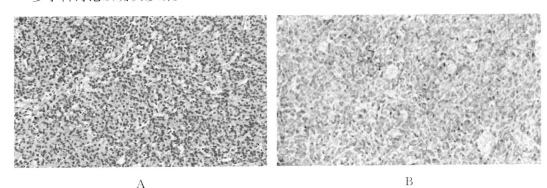

A

B

图4.1　局限性间皮瘤

A. 温和上皮样细胞；B. 瘤细胞表达Calretinin。

6. 预后

患者通常接受手术切除治疗，有时会辅以化疗和/或放疗。早期文献[7]报道的局限性胸膜间皮瘤患者的中位生存时间为12～36个月。然而，近期由国际间皮瘤小组诊断的51例局限性间皮瘤患者，随访显示中位生存时间为134个月。[8]与手术完整切除和上皮样间皮瘤相比，有残余病变和/或肉瘤样或双相性组织学分化的患者，预后较差。

（二）弥漫性间皮瘤

1. 定义

弥漫性间皮瘤是一种呈现胸膜或心包弥漫浸润性生长的恶性间皮细胞肿瘤。亚型分为：上皮样间皮瘤，肉瘤样间皮瘤（包括促纤维增生性间皮瘤），双相性间皮瘤。

2. 临床特征

（1）临床表现

① 胸膜间皮瘤：弥漫性间皮瘤的初始症状通常包括单侧胸腔积液伴有呼吸困难、单侧胸痛或不适、咳嗽，不明原因的体重减轻、低热和盗汗。胸腔积液排液后症状缓解。影像学上偶尔会看到孤立的胸膜结节，伴有或不伴有积液。CT中有20％的间皮瘤存在胸膜斑块。

② 心包间皮瘤：心包间皮瘤的超声心动图和CT显示心脏增大，心包因肿瘤结节而增厚，并伴有积液。

（2）肿瘤扩散

① 胸膜间皮瘤：通常表现为弥漫性胸膜增厚，伴有结节或胸膜肿块。扩散常沿着叶间裂蔓延，至肺、横膈和/或胸壁。更常见的播散方式是直接局部侵袭到胸壁和肺部，而不是血行传播。然而，在上皮样间皮瘤中淋巴管浸润更常见，尤其伴有微乳头状结构的病例。疾病进展过程中，心包、膈下、内乳头、锁骨上、腹部和肋间淋巴结均可受累。尽管在疾病早期，系统性转移的发生率不太常见，但在晚期，肿瘤常常侵犯胸膜以外的部位。在尸检报告中，超

过85％的患者,肿瘤已经扩散到同侧胸腔之外。

②心包间皮瘤:心包间皮瘤呈局部侵袭性生长,可扩散到胸膜,包裹心脏和大血管,并侵犯纵隔。远处转移尚未见报告。

3. 分子病理改变

综合基因组分析表明,最常见的突变基因包括*BAP1*、*NF2*、*TP53*、*SETD2*、*DDX3X*、*ULK2*、*RYR2*、*CFAP45*、*SETDB1*和*DDX51*。大多数具有*BAP1*失活突变的胸膜间皮瘤同时具有3p21染色体上杂合性丧失。最近研究表明,*BAP1*丧失可能作为免疫疗法的预测生物标志物。[9]TCGA数据发现具有*BAP1*突变的胸膜间皮瘤具有激活的树突状细胞,并显示更高的PD-L1(CD274)表达。来自216例胸膜间皮瘤的RNA测序数据发现,胸膜肉瘤样间皮瘤PD-L1(CD274)阳性表达率高。同一研究还显示,突变基因如*BAP1*、*NF2*和*TP53*,均可预测具有免疫原性的新抗原产生。在TCGA数据分析的所有间皮瘤亚型中,上皮样间皮瘤高表达VISTA。这是一种抑制抗肿瘤免疫反应的免疫检查点基因。相比之下,大约30％的上皮样间皮瘤表达PD-L1,这在一定程度上可以解释上皮样间皮瘤对抗PD-(L)1/CTLA-4疗法缺乏反应。相反,肉瘤样间皮瘤免疫组化检测高表达PD-L1,而VISTA表达较少。通过外显子测序分析发现肿瘤抑制基因*TP53*在8％的间皮瘤中发生突变,并与侵袭性临床行为相关。在TCGA队列研究中,具有*TP53*和*SETDB1*共突变的一部分间皮瘤与全基因组杂合性丧失相关。主要发生在年轻女性患者中(男女比为1:4)。在上皮样和双相性间皮瘤中,*CDKN2A*的纯合缺失发生率为67％～83％,而在肉瘤样亚型中接近100％。*CDKN2A*经常与9p21上的相邻基因*MTAP*一起共缺失。*MTAP*编码蛋白MTAP的缺失可能增加对PRMT抑制剂的敏感性。*CDKN2A*缺失与较短的总生存期显著相关。在30％～40％的胸膜间皮瘤中发生*NF2*的缺失。*NF2*失活与间皮瘤的特定组织学亚型或预后无关联性。TCGA数据分析的73例胸膜间皮瘤中未发现融合基因。与胸膜间皮瘤不同,石棉暴露与心包间皮瘤之间的联系较弱。一项综述报告了仅14％的患者有石棉接触史。[10,11]

4. 组织病理学改变

大体上:①胸膜间皮瘤:早期弥漫性胸膜间皮瘤在胸膜上呈现散在分布的多个小结节或肿块。随着疾病的进展,肿瘤沿着肺叶间裂侵袭,可侵犯肺实质、胸壁骨骼肌或皮肤。肿瘤呈灰白色,质地柔软,有或无包含黏液的囊腔。②心包间皮瘤:通常涉及心包,沿其表面形成多个结节,大血管受累是常见的,心肌浸润不常见。

(1)上皮样间皮瘤

上皮样间皮瘤通常细胞较温和,但也可出现明显的异型性。细胞通常显示嗜酸性的胞浆,圆形核与空泡状染色质,小核仁。核分裂少见,但在恶性程度较差的肿瘤中可能出现粗大的染色质、明显的核仁和较高的核分裂象。

组织结构:肿瘤有多种组织结构,通常在同一肿瘤中会出现几种结构并存。常见的结构包括管状乳头状、小梁状、微乳头状和实体状,而腺瘤样结构较少见。实体型由具有黏附力的肿瘤细胞组成的实体片状构成。管状乳头状结构表现为各种管状和乳头状的组合。由结缔组织构成的纤维轴心和/或由相对温和的立方细胞到较大的非典型细胞衬覆表面。小梁状结构由相对较小、均匀的细胞组成,形成细小的条索,或有时呈单行排列。

腺瘤样形态呈微囊结构,部分细胞呈印戒样;微乳头状结构由缺乏纤维血管轴心的乳头状形态组成。

　　细胞学特征:透明细胞特征显示具有透明胞质和圆形核的大细胞,类似肾透明细胞癌或其他透明细胞癌。横纹肌特征是肿瘤细胞胞浆内含有嗜酸性颗粒,表达细胞角蛋白而不表达横纹肌的标记物,形态上类似于横纹肌样肿瘤。在极少数情况下,也可出现小细胞癌样的小肿瘤细胞。印戒样特征是由于细胞质内的空泡将细胞核推挤至细胞内的一侧而产生。比较少见,但易识别,以免误诊为腺癌。淋巴组织细胞样的特征可以类似淋巴瘤或淋巴上皮癌,其特征主要由大量CD8[+]T淋巴细胞掩盖了多边形的间皮瘤细胞。

　　间质特征:纤维间质可从稀少到显著,从透明无细胞到大量间质细胞。这类肿瘤易与双相性间皮瘤相混淆。在少数病例中,间质可发生黏液变性。

　　上皮样间皮瘤的细胞核分级(表4.2):新版WHO分类应用二分级系统(低级别和高级别)对上皮样间皮瘤进行分级。评估指标主要包括细胞核级别(核分裂象计数和核的异型性)和坏死的存在。研究显示该分级系统对上皮样间皮瘤患者的生存预后具有显著的预测价值。在弥漫性上皮样间皮瘤的活检和切除标本中,应该常规报告该分级(图4.2、图4.3)。

表4.2　弥漫性上皮样间皮瘤的细胞核分级

核级别:
核异型性评分:1分为轻度;2分为中度;3分为重度
核分裂象评分:1分为低度(核分裂象≤1个/2 mm²)
2分为中度(核分裂象2~4个/2 mm²)
3分为重度(核分裂象≥5个/2 mm²)
总分:2分或3分为核Ⅰ级,4分或5分为核Ⅱ级,6分为核Ⅲ级
坏死:有/无
肿瘤总级别:
低级别=核Ⅰ级且不伴有坏死
高级别=核Ⅱ级伴坏死,或核Ⅲ级伴/不伴坏死

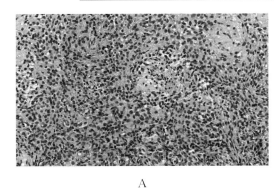
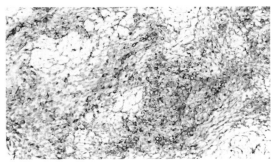

A B

图4.2　弥漫性上皮样间皮瘤

A.瘤细胞呈圆形、卵圆形;核异型性小,未见明确坏死和核分裂象(低级别);

B.瘤细胞表达CK5/6。

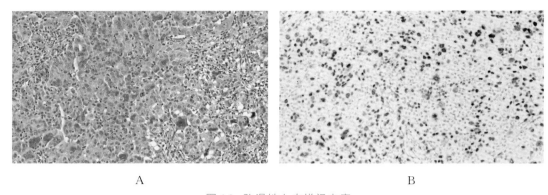

图 4.3　弥漫性上皮样间皮瘤
A. 瘤细胞大小不一,核异型性显著,可见核分裂象(高级别);B. 瘤细胞表达 WT1。

（2）肉瘤样间皮瘤

肉瘤样间皮瘤以束状排列的纺锤形细胞为特征,侵入脂肪组织和/或肺实质中。肉瘤样间皮瘤可呈现多种形态。纺锤形细胞呈长梭形,核从相对温和到高度异型/多形性不等。核仁可突出,核分裂象可见。常常伴坏死。

细胞学特征:细胞呈长梭形至胖梭形,形态上介于上皮样和肉瘤样之间,呈片状排列,细胞含有中等量的细胞质和突出的核仁。这些细胞形状比肉瘤样细胞更圆,但比上皮样细胞更加失黏附,网状纤维染色能够突出纤维围绕单个细胞。具有多形性特征的肉瘤样间皮瘤显示出大的、多形性、异型巨细胞,具有多核,突出的核仁,高染色质和大量的核分裂象(包括怪异的核分裂象)(图4.4)。偶尔会出现异源成分,如横纹肌肉瘤、骨肉瘤或软骨肉瘤。这些异源成分必须与骨化生和软骨样化生区分开。

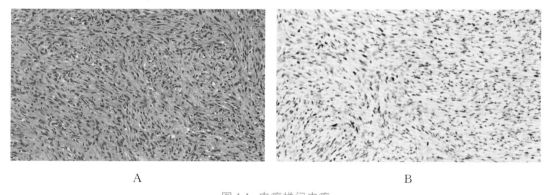

图 4.4　肉瘤样间皮瘤
A. 瘤细胞呈梭形,束状或杂乱排列;B. 瘤细胞表达 GATA3。

（3）双相性间皮瘤

双相性间皮瘤由上皮样和肉瘤样两种成分组成。在切除标本中,根据 WHO 胸部肿瘤分类标准[12]每个组分占比必须≥10%。然而,在小的活检标本中,无论两种成分的占比如何,都可以将肿瘤诊断为双相性间皮瘤(图4.5)。在所有类型的标本中,由于影响预后和治疗管理,建议报告肉瘤样成分的占比。

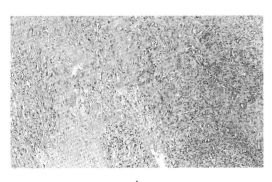

A　　　　　　　　　　　　　　　　　　B

图 4.5　双相性间皮瘤

A. 上皮样和肉瘤样区瘤细胞混杂存在,每种成分均＞10％;B. 瘤细胞BAP1表达缺失。

心包间皮瘤的亚型也可分为上皮样、双相性或肉瘤样间皮瘤。

5. 免疫组化

将上皮样间皮瘤与涉及胸膜的其他肿瘤(最常见的是转移性癌)区分开来,可以通过使用至少两个间皮细胞和两个癌症标记物来进行。根据特异性和敏感性,建议使用calretinin、WT1、D2-40和CK5/6作为间皮细胞标记物,而claudin-4、BerEP4或MOC31、B72.3、CEA、CD15和BG8则是常用的癌症标记物。与传统的癌症标记物相比,claudin-4标记物在癌症诊断中显示出更高的敏感性和特异性。特定器官或部位的免疫组化标记物可以帮助确定肿瘤起源。

泛细胞角蛋白也是有用的,因为阴性结果表明可能存在其他肿瘤。一些非上皮性肿瘤(包括上皮样血管内皮瘤、血管肉瘤、黑色素瘤和大细胞淋巴瘤)可能会模拟上皮样间皮瘤。上皮样间皮瘤仅通过组织学难以与反应性纤维性胸膜炎区分,角蛋白有时可能呈阳性,有助于鉴别诊断。免疫组化和FISH检测的质量控制是关键,以避免假阴性结果。

6. 区分弥漫性胸膜间皮瘤和反应性间皮细胞增生

通过免疫组化检测BAP1的表达缺失、通过FISH和/或胞质MTAP的表达丧失来识别$CDKN2A$(9p21;编码p16)的纯合缺失,可以将胸膜间皮瘤与良性间皮细胞增生区分开。BAP1的核表达缺失在上皮样间皮瘤中更为常见,而在超过80％的肉瘤样胸膜间皮瘤中见到9p21区域的纯合缺失。免疫组化检测EZH2可能有用。注意,这些辅助标记物对于区分间皮瘤和良性间皮细胞增生是有用的,但不适用于区分间皮瘤和其他恶性肿瘤。在某些情况下,肉瘤样间皮瘤细胞可能难以单独依靠组织学与反应性纤维性胸膜炎区分开。而细胞角蛋白可以突显肿瘤细胞对邻近软组织(特别是脂肪组织)的浸润。

7. 鉴别诊断

必须将上皮样间皮瘤与癌症和其他表现为弥漫性胸膜蔓延的上皮样恶性肿瘤区分开。在鉴别诊断方面,免疫组化至关重要,尤其是癌症标记物的选择。鉴别诊断中最常见的癌症包括肺腺癌和鳞状细胞癌,但来自乳腺、肾脏、卵巢、前列腺、胰腺和胃肠道的转移癌也可能与上皮样间皮瘤混淆。具有透明细胞特征的上皮样间皮瘤必须与透明细胞肾癌、黑色素瘤和其他转移性透明细胞肿瘤区分开。具有小细胞特征的间皮瘤必须与肺小细胞癌、肌上皮样小圆细胞肿瘤、淋巴瘤和其他具有小蓝圆细胞形态的肿瘤区分开。

上皮样肉瘤和SMARCA4缺失的未分化胸腔肿瘤可能被误认为是具有横纹肌样特征的肉瘤样间皮瘤。灶性或局部的角蛋白染色和SMARCB1(INI1/BAF47)或SMARCA4(BRG1)的免疫组织化学表达缺失,或通过下一代测序检测到这些基因变异,有助于鉴别诊断。

其他可能呈现为假间皮瘤样外观的上皮样肿瘤包括上皮样血管内皮瘤、血管肉瘤、胸膜内胸腺瘤、黑色素瘤、淋巴瘤和单相性滑膜肉瘤。CAMTA1-WWTR1和YAP1-TFE3基因融合是上皮样血管内皮瘤的特征。通过FISH或分子检测t(X;18)是滑膜肉瘤的分子标志。黑色素瘤标记物,如HMB45或SOX10以及BRAF p.V600E突变,有助于鉴别黑色素瘤与间皮瘤。在有石棉接触史的患者中同时存在间皮瘤和腺癌是罕见的,可以通过应用免疫组化检测间皮细胞标记物和腺癌标记物加以鉴别。

反应性间皮增生,细胞可呈现旺炽和不典型性增生。在感染、结缔组织疾病、肺栓塞或肺梗死的背景下可能模拟上皮样间皮瘤。出现胸壁、软组织或肺实质的间皮细胞浸润是诊断为恶性的强有力标准。间皮细胞增生可在没有间皮瘤病变的情况下进入反应性间皮病变的引流淋巴结,但不破坏淋巴结结构。

胸膜结节性组织细胞/间皮细胞增生(BAP1表达阳性)是一种结节性组织细胞/间皮细胞增生,在胸膜腔内很少见,是由于胸膜刺激引起的,应与间皮瘤区分开。在胸膜炎中出现的假脂质浸润可能是一个诊断陷阱。S100免疫组化染色可以帮助区分胸膜炎中的脂肪样空泡与真正的脂肪组织。

肉瘤样间皮瘤应与来自肺和其他部位的转移性肉瘤样癌,尤其是肾细胞癌区分开。鉴别肉瘤样癌和肉瘤样间皮瘤具有一定的挑战性。因为特异性免疫组化标记物的表达在两者中都可能为阴性。两种肿瘤对间皮细胞标记物(WT1、calretinin、D2-40)可能弱阳性或局部阳性。癌症标记物的表达,即使是弱阳性和局部阳性,也支持肉瘤样癌。除了尿路上皮肿瘤和乳腺癌外。强烈和弥漫的GATA3表达有利于肉瘤样间皮瘤。在复杂情况下,以及在有限的活检标本中,分子检测可能有助于鉴别诊断。因为肺肉瘤样癌通常与MET外显子14剪接位点突变相关。

原发性胸壁和转移性肉瘤应与肉瘤样间皮瘤鉴别。在许多不同类型的肉瘤中,包括胸膜原发性血管肉瘤和单相性滑膜肉瘤中,可以看到局灶的角蛋白阳性。calretinin和/或D2-40的表达在没有角蛋白表达的情况下不应被解释为间皮细胞分化的证据,因为这些标记物在肉瘤中可有不同程度的阳性率。许多肉瘤类型如血管肉瘤、滑膜肉瘤、脂肪肉瘤、肌源性肉瘤和未分化多形性肉瘤,应相应地进行免疫组化和分子检查加以鉴别。STAT6免疫组化有助于孤立性纤维瘤的诊断。IDH1/2突变可以区分软骨肉瘤与间皮瘤的异源成分。含异质成分的间皮瘤也适用于肌源性肉瘤的分化,表达desmin、myogenin和/或MYOD1阳性。

肉瘤样和促纤维增生性间皮瘤必须与胸膜炎区分开。在促纤维增生性间皮瘤中,可以观察到缺乏分带、不显著的毛细血管、细胞间质结节和对胸壁的侵袭。对邻近组织的侵袭,尤其是脂肪组织的侵袭,是区分促纤维增生性间皮瘤和胸膜炎的最可靠标准。

心包间皮瘤的鉴别诊断,较之原发性心包间皮瘤,延伸至心包的胸膜间皮瘤要常见得多。鉴别诊断还包括其他肿瘤如转移性癌,特别是肺腺癌、血管肉瘤、滑膜肉瘤、恶性孤立性纤维瘤,以及极少数的生殖细胞肿瘤。

必要标准:

(1)上皮样、肉瘤样或双相性组织学恶性病变引起的弥漫性胸膜增厚。

(2)对邻近组织的侵袭(即脂肪组织、骨骼肌肉和/或肺实质)、肿瘤坏死或形成明确的恶性肿瘤结节。

(3)促纤维增生性间皮瘤的特征是由恶性间皮细胞排列在褶皱或无规律分隔的密集胶原化组织中。

(4)双相性间皮瘤是在切除标本中显示上皮样和肉瘤样成分各≥10%,或在活检和细胞学标本中两种成分任何百分比。

(5)免疫组化证实间皮细胞起源。

理想标准:

(1)BAP1 和/或 *CDKN2A* 和/或 MTAP 的免疫组织化学缺失。

(2)通过 FISH 或下一代测序证明的 *BAP1* 或 *CDKN2A* 缺失。

8. 预后

尽管胸膜间皮瘤的组织学分类在预后上是有效的,但在亚型内的生物学行为和预后存在差异。全面的基因组分析已被证明可以改善预后分类,并提示组织学分型和分子分类可能不一致。基于转录组数据,鉴别了4个不同的预后分子亚型:肉瘤样、上皮样、双相-上皮样和双相-肉瘤样。同样,TCGA队列研究根据综合基因组、转录组和表观基因组数据鉴别出了胸膜间皮瘤的4个不同亚型。[13]不良预后亚型具有上皮-间质过渡特征,间皮素 mRNA表达较低,T辅助2(Th2)细胞的分数较高,富含 *LATS2* 突变和 *CDKN2A* 纯合缺失。最近,对这两个大的胸膜间皮瘤队列的重新分析表明,胸膜间皮瘤的连续分类比任何离散模型能够更好地解释预后。

间皮瘤患者的长期生存率较低,上皮样、双相性和肉瘤样间皮瘤的中位生存时间分别为19个月、13个月和8个月。较年轻患者、上皮样亚型(与肉瘤样或双相性亚型相比)和早期TNM分期是较长中位生存期的指标,并且影响治疗策略。上皮样间皮瘤的一些组织学特征(如丰富的黏液变性)具有更好的预后,而微小乳头状结构、多形性特征、过渡性特征或实体型的存在强烈预示较差的预后。[14,15]上皮样间皮瘤的核分级系统,高级别(包括核异型和高核分裂象)被发现是独立的不良预后因素。

在弥漫性上皮样间皮瘤中报告的组织学模式和特征:实体型(≥50%)、多形性和横纹肌样特征已被证明与不良预后相关,而淋巴组织样特征和黏液样间质已被证明与更好的预后相关。局部心包间皮瘤的首选治疗是手术切除,但大多数患者表现出弥漫性疾病。即便经过治疗,中位生存时间仅约为6个月。

第二节　胸膜间皮瘤的分期

美国癌症联合委员会(AJCC)和国际癌症控制联盟(UICC)采纳TNM第八版分期,是基于对国际肺癌研究协会(IASLC)积累的大量病例进行的回顾性分析,并适用于临床和病理分期。与先前版本相比,将T1a和T1b以及N1和N2合并为单一的T1和N1类别。因此,T1N0、T2-3N0、T1-2N1、T3N1和任何T4或N2现在分别构成ⅠA、ⅠB、Ⅱ、ⅢA和ⅢB阶段,而任何M1仍然是Ⅳ阶段。

(侯立坤)

参考文献

［1］ Erber R, Warth A, Muley T, et al. BAP1 loss is a useful adjunct to distinguish malignant mesothelioma including the adenomatoid-like variant from benign adenomatoid tumors[J]. Appl. Immunohistochem. Mol. Morphol.,2020,28(1):67-73.

［2］ Lee H E, Molina J R, Sukov W R, et al. BAP1 loss is unusual in well-differentiated papillary mesothelioma and may predict development of malignant mesothelioma[J]. Hum. Pathol.,2018,79:168-176.

［3］ Galateau-Sallé F, Vignaud J M, Burke L, et al. Mesopath group. Well-differentiated papillary mesothelioma of the pleura: a series of 24 cases[J]. Am. J. Surg. Pathol.,2004,28(4):534-540.

［4］ Husain A N, Colby T V, Ordóñez N G, et al. Guidelines for pathologic diagnosis of malignant mesothelioma 2017 update of the consensus statement from the International Mesothelioma Interest Group[J]. Arch. Pathol. Lab. Med.,2018,142(1):89-108.

［5］ Berg K B, Churg A M, Cheung S, et al. Usefulness of methylthioadenosine phosphorylase and BRCA-associated protein 1 immunohistochemistry in the diagnosis of malignant mesothelioma in effusion cytology specimens[J]. Cancer Cytopathol.,2020,128(2):126-132.

［6］ Mann S, Khawar S, Moran C, et al. Revisiting localized malignant mesothelioma[J]. Ann. Diagn. Pathol.,2019,39:74-77.

［7］ Gelvez-Zapata S M, Gaffney D, Scarci M, et al. What is the survival after surgery for localized malignant pleural mesothelioma?[J]. Interact. Cardiovasc. Thorac. Surg.,2013,16(4):533-537.

［8］ Marchevsky A M, Khoor A, Walts A E, et al. Localized malignant mesothelioma, an unusual and poorly characterized neoplasm of serosal origin: best current evidence from the literature and the International Mesothelioma Panel[J]. Mod. Pathol.,2020,33(2):281-296.

［9］ Shrestha R, Nabavi N, Lin Y Y, et al. BAP1 haploinsufficiency predicts a distinct immunogenic class of malignant peritoneal mesothelioma[J]. Genome. Med.,2019,11(1):8.

［10］ Hassan R, Alexander R. Nonpleural mesotheliomas: mesothelioma of the peritoneum, tunica vaginalis, and pericardium[J]Hematol. Oncol. Clin. North. Am.,2005,19(6):1067-1087.

［11］ Mensi C, Giacomini S, Sieno C, et al. Pericardial mesothelioma and asbestos exposure[J]. Int. J. Hyg. Environ. Health, 2011,214(3):276-279.

［12］ WHO Classification of Tumours Editorial Board. WHO classification of tumours. Thoracic tumours ［M］. 5th ed. Lyon：IARC Press，2021.

［13］ Hmeljak J，Sanchez-Vega F，Hoadley K A，et al. Integrative molecular characterization of malignant pleural mesothelioma［J］. Cancer Discov.，2018,8(12)：1548-1565.

［14］ Nicholson A G，Sauter J L，Nowak A K，et al. EURACAN/IASLC proposals for updating the histologic classification of pleural mesothelioma：towards a more multidisciplinary approach［J］. J. Thorac. Oncol.，2020,15(1)：29-49.

［15］ Ordónez N G. Pleomorphic mesothelioma：report of 10 cases［J］. Mod. Pathol.，2012,25(7)：1011-1022.

第五章　胸膜间皮瘤的诊断与鉴别

第一节　胸膜间皮瘤的诊断

胸膜间皮瘤,这种源自胸膜的肿瘤尽管在所有恶性肿瘤中占比不高,但其诊断对患者的治疗和预后具有深远影响,其重要性主要体现在以下几个方面:

(1)早期诊断与治疗。胸膜间皮瘤的早期诊断对改善患者预后至关重要。早期发现并启动适当的治疗可以显著提高生存率和生活质量。

(2)预防晚期并发症。由于晚期胸膜间皮瘤可能导致严重并发症,及时的诊断有助于减轻这些并发症的风险和影响。

(3)个体化治疗。准确的诊断使得医生能够为患者制定更为个性化的治疗方案,包括手术、放疗、化疗、靶向治疗、免疫治疗等。

但是胸膜间皮瘤的诊断和鉴别诊断也面临着许多挑战:

(1)非特异性症状。胸膜间皮瘤在早期可能表现为胸痛、咳嗽或呼吸困难,这些症状与其他胸部疾病非常相似,使得早期诊断困难。

(2)影像学与病理学诊断挑战。尽管现代影像学技术如CT、MRI可以提供有价值的信息,但胸膜间皮瘤在影像学上常与其他疾病(如肺癌、结核性胸膜炎)相混淆。此外,病理学诊断也需要高度专业化的知识和经验。

(3)鉴别诊断复杂性。胸膜间皮瘤需与多种胸部疾病鉴别,包括恶性和良性疾病,这要求临床医生具备广泛的医学知识和临床经验。

综上所述,胸膜间皮瘤的诊断不仅关乎患者的治疗和预后,也是临床医生面临的一项重要挑战。本章节将深入探讨这些诊断挑战,并提供实用的指导和建议,以帮助医生在临床实践中更准确地诊断和鉴别胸膜间皮瘤。

一、临床表现

胸膜间皮瘤是一种罕见的恶性肿瘤,主要发生在胸膜,与长期接触石棉有关,这些患者通常在暴露于石棉后的数十年因逐渐恶化的非特异性肺部症状而就诊。我们将详细讨论胸膜间皮瘤的临床表现,包括典型病例的症状和体征,非典型症状和体征,以及相关的流行病学统计。

（一）典型病例的临床表现

胸膜间皮瘤的典型病例表现为胸痛、咳嗽、呼吸困难和体重减轻。胸痛通常为持续性、钝痛或刺痛，位于胸部侧面或背部。咳嗽可能是干咳或伴有痰，但很少有血痰。呼吸困难可能是由于胸腔积液或肿瘤侵犯肺组织。体重减轻可能是由于恶性肿瘤引起的全身消耗。症状可能出现于诊断前数月或更长时间。

体格检查可能发现减弱的呼吸音、胸膜摩擦音或心包摩擦音，这些体征与胸腔积液、胸膜增厚或肺不张相关。

（二）非典型症状和体征

胸膜间皮瘤的非典型症状和体征包括发热、夜间盗汗、乏力、胸闷、消瘦、肩部疼痛、上腹痛、吞咽困难、声音嘶哑等。这些症状可能是由于肿瘤侵犯周围结构或远处转移所致。例如，当臂丛受累或脊髓受到压迫时，可能会导致局部神经功能障碍。肿瘤穿透膈肌生长可能会引发肠梗阻，从而导致腹痛、腹胀和呕吐等症状。上腔静脉受压可能会引起头部胀满感或面部肿胀等表现。心脏受累可能导致心律失常或心力衰竭等症状。恶性胸膜间皮瘤的其他罕见表现还包括副肿瘤综合征，但这些表现通常出现在疾病晚期，且伴随更多典型症状。已报道的副肿瘤性疾病包括：弥散性血管内凝血、游走性血栓性静脉炎、血小板增多症、低血糖症、多种神经系统障碍、肾脏疾病以及高钙血症等。[1-3]

（三）流行病学

根据文献报道，胸膜间皮瘤的典型病例占70%～80%，非典型病例占20%～30%。胸膜间皮瘤好发于50～70岁的中老年人，男性发病率高于女性，男女比例约为4:1。这可能与男性更容易接触到石棉有关。在年龄分布上，胸膜间皮瘤在65～80岁年龄段的发病率最高，约占77%，45～64岁约占20%，极少数病例发生在45岁以下或80岁以上。[4]

胸膜间皮瘤的临床表现多样，早期症状往往不典型，容易被忽视。因此，对于有石棉接触史的患者，应高度警惕胸膜间皮瘤的可能，及时进行胸部影像学检查和胸腔积液细胞学检查。

二、辅助检查

胸膜间皮瘤的辅助检查主要包括影像学、胸腔积液检查以及组织病理学检查。结合临床表现和这些辅助检查，有助于明确胸膜间皮瘤的诊断和分期。

（一）影像学检查

影像学检查在胸膜间皮瘤的诊断中具有重要价值，可以帮助发现胸膜病变、定位肿瘤、评估肿瘤侵犯范围和判断病情进展。以下是常用的影像学检查方法及其特点：

1. 胸部 X 线

胸部 X 线是胸膜间皮瘤初步筛查的常用方法。胸部 X 线表现包括胸腔积液、胸膜增厚、肺不张等。胸腔积液通常为单侧,可呈环形或局限性。胸膜增厚可呈弥漫性或局限性,常见于胸膜下段和肋膜间隙。肺不张是由于肿瘤压迫或包裹肺组织所致。然而,胸部X线对胸膜间皮瘤的敏感性和特异性较低,需要进一步检查以明确诊断。

2. 胸部CT

胸部CT是胸膜间皮瘤诊断的首选影像学方法。胸部CT能清晰显示胸膜病变的范围、形态和密度,有助于判断肿瘤侵犯范围和分期。胸膜间皮瘤的CT表现包括胸腔积液、胸膜增厚、肺不张、肋骨破坏等。胸膜增厚可呈结节状、斑片状或波浪状,增强扫描可见明显强化。肋骨破坏提示肿瘤侵犯骨结构。胸部CT还可发现淋巴结肿大和远处转移。

(1)单侧胸膜异常伴大量单侧胸腔积液(图5.1)。[5]

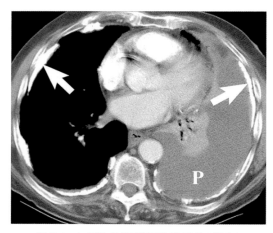

图5.1　左侧胸腔积液伴胸膜钙化(箭头)

(2)胸膜肿块或外壳或者弥漫性胸膜增厚,而无胸腔积液(图5.2)。[5]

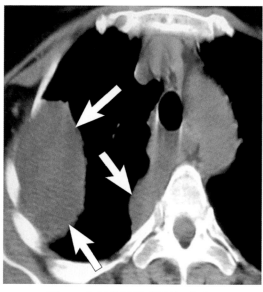

图5.2　胸膜增厚形成肿块(箭头)

（3）胸膜斑块和/或钙化（图5.3）。[5]

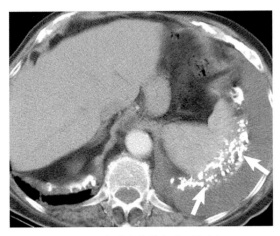

图5.3　胸膜斑点状钙化（箭头）

（4）可见厚的肿瘤外壳包裹肺部后引起同侧纵隔移位，以及同侧肺容量相对减少（图5.4）。[5]

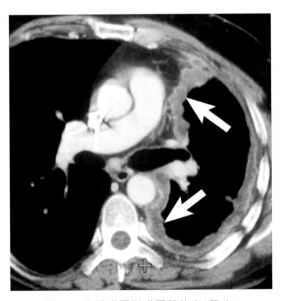

图5.4　胸膜增厚形成厚壁外壳（箭头）

涉及恶性肿瘤的其他放射影像学特征包括单侧肺容量减少、正常脂肪层减少以及肿块明显蔓延至纵隔脂肪[6]，但对间皮瘤不太特异。仅20%的胸膜间皮瘤患者具有石棉肺的放射影像学征象（如双肺底间质纤维化）。

疑似MPM患者的初始评估包括进行增强CT以确定胸膜异常和病变程度。早期研究表明，由容积CT确定的分期可能与总体生存期相关，肿瘤体积是根据CT值半自动算出的。在一项纳入164名患者的研究中，肿瘤体积与TNM分期和总体生存期相关，肿瘤平均体积为91 cm³、245 cm³和511 cm³的3组患者的中位总体生存期分别为37个月、18个月和8个月。[7]但在将该方法纳入常规实践前，尚需要进一步研究。

3. 胸部MRI

胸部MRI在胸膜间皮瘤的诊断中具有较高的敏感性和特异性，尤其适用于肿瘤侵犯周围结构的评估。胸膜间皮瘤的MRI表现包括胸腔积液、胸膜增厚、肺不张等。胸膜增厚在T1加权像呈低信号，T2加权像呈高信号，增强扫描可见明显强化。胸部MRI还可发现肿瘤侵犯胸壁、膈肌、心包和大血管等结构。对于正在考虑手术的患者，使用MRI进行额外的影像学检查可能有助于确定病变的局部范围。对于根据之前的影像学检查考虑存在头臂血管、胸壁、中央纵隔结构或膈受累的患者，MRI特别有用。例如，在后一种情况下，根据冠状面MRI图像可确定胸膜间皮瘤侵犯胸壁，这可能使手术干预无法进行(图5.5)。[5]

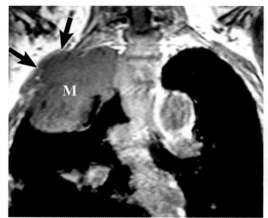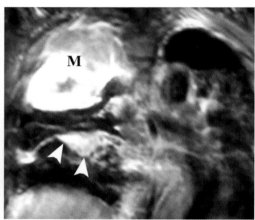

图5.5　肿瘤侵犯胸顶（箭头）

4. PET-CT

PET-CT是一种功能性影像学检查，可同时显示肿瘤的形态和代谢活性。PET-CT在胸膜间皮瘤的诊断中具有较高的敏感性和特异性。胸膜间皮瘤的PET-CT表现为胸膜病变区域的高代谢，SUV值通常大于2.5。PET-CT还可发现肿瘤侵犯周围结构和远处转移。对于任何已确诊的胸膜间皮瘤病例，应进行PET-CT检查作为分期评估的一部分。使用PET-CT有助于评估纵隔淋巴结，而CT评估纵隔淋巴结的敏感性有限。[8,9]数项研究已表明，PET-CT成像是最可靠地进行初始评估的影像学方法，尤其是确定肿瘤是否可切除时。[10-12]例如，在一项研究中，根据CT结果被认为存在潜在可切除病变的42例患者接受了PET-CT评估。12名(29％)经PET-CT发现存在T4病变或远处转移被重新归类为不能手术，而14％的患者经纵隔镜检查被重新归类为不能手术。[10]另一项研究纳入了54例接受影像学检查后又接受手术分期的患者，发现就评估分期和病变程度而言，PET-CT比单用CT、PET或MRI更准确。[11]

总之，影像学检查在胸膜间皮瘤的诊断中具有重要作用。胸部X线可用于初步筛查，胸部CT是诊断的首选方法，胸部MRI和PET-CT适用于肿瘤侵犯范围和转移的评估。

（二）胸腔积液检查

胸腔积液是胸膜间皮瘤的常见临床表现,胸腔积液检查对胸膜间皮瘤的诊断具有重要价值。胸腔积液检查包括细胞学检查、生化检查和肿瘤标志物检查。

1. 细胞学检查

细胞学检查是胸腔积液中最重要的检查方法,通过胸腔穿刺抽取积液标本进行细胞形态学分析。使用染色涂片和细胞块制备方法进行细胞学分析,可对约55%的恶性渗出液做出诊断。[13]如果初次检查为阴性,建议再处理两份独立的标本,每份标本的体积约为40 mL。间皮瘤的细胞学鉴定尤其具有挑战性,胸膜间皮瘤细胞可呈多形性,包括上皮样细胞、肉瘤样细胞和双相细胞。上皮样细胞呈圆形或多角形,胞浆丰富,核大而多形,可见核仁。肉瘤样细胞呈长梭形,胞浆稀薄,核小而淡。双相细胞兼有上皮样和肉瘤样特征。另外,通过检测BAP1核表达(免疫组化)和p16缺失(荧光原位杂交),能大大提高间皮瘤的细胞学诊断能力。

2. 生化检查

生化检查可分析胸腔积液的性质,为胸膜间皮瘤的诊断提供线索。胸膜间皮瘤相关胸腔积液通常为渗出液,其生化特点包括高蛋白、高LDH和低葡萄糖。胸腔积液蛋白质浓度通常大于30 g/L,LDH浓度大于200 U/L,葡萄糖浓度低于60 mg/dL。然而,生化检查对胸膜间皮瘤的敏感性和特异性较低,需要结合其他检查进行综合判断。

3. 肿瘤标志物检查

肿瘤标志物检查可以检测胸腔积液中的特异性蛋白质,为胸膜间皮瘤的诊断提供依据。常用的肿瘤标志物包括癌胚抗原(CEA)、糖类抗原125(CA125)、糖类抗原15-3(CA15-3)和胸膜间皮细胞糖蛋白(MPM)。胸膜间皮瘤相关胸腔积液中,CEA水平通常正常或轻度升高,CA125和CA15-3水平可明显升高,MPM水平显著升高。[14]肿瘤标志物检查对胸膜间皮瘤的敏感性和特异性较高,但受多种因素影响,需要结合其他检查进行综合判断。

总之,胸腔积液检查在胸膜间皮瘤的诊断中具有重要作用。细胞学检查是最重要的检查方法,生化检查和肿瘤标志物检查可为诊断提供线索。

（三）组织病理学检查

组织病理学检查在胸膜间皮瘤的诊断中具有决定性作用,通过对病变组织的形态学和免疫组化分析,可以明确诊断和分型。以下是组织病理学检查的主要方法及其特点。

1. 细针穿刺活检

细针穿刺活检是一种微创性检查方法,通过穿刺针抽取病变组织进行病理学分析。细针穿刺活检适用于胸膜病变较小或位置较深的病例。然而,细针穿刺活检取材量较少,可能导致病理诊断的假阴性,主要是不能鉴别MPM与腺癌,需要结合其他检查进行综合判断。

2. 手术活检

手术活检是一种创伤性检查方法,通过手术切取病变组织进行病理学分析。目前主要进行胸腔镜活检,手术活检适用于胸膜病变较大或诊断困难的病例。手术活检取材量充足,病理诊断的准确性较高,但创伤较大,术后恢复较慢。此外,可以在手术同时可以行支气管镜检查进行评估,因为间皮瘤中通常不可见支气管内病变,存在支气管内病变可以排除间皮瘤的诊断。还可以对纵隔胸膜病变、隆突下间隙肿瘤以及原发病变同侧和对侧的纵隔和肺门淋巴结进行支气管内超声引导下活检,如果患者被诊断为MPM,该检查可提供分期信息。

一项针对1973—1990年进行评估的188例连续患者的研究阐明了建立间皮瘤诊断的困难性。胸膜腔穿刺术和胸腔积液细胞学检查诊断的间皮瘤占26%,胸膜腔穿刺术联合闭式胸膜活检诊断的间皮瘤占39%。相比之下,胸腔镜活检诊断的间皮瘤占98%。[15]

3. 免疫组化检查

免疫组化检查是一种特异性蛋白质检测方法,通过对病变组织的抗原-抗体反应进行分析,可以明确诊断和分型。免疫组化检查对胸膜间皮瘤的敏感性和特异性较高,是确诊的关键方法。

目前尚没有敏感性和特异性足够高的单一标志物可用于诊断恶性间皮瘤,因此,病理科医生的标准做法是采用一组标志物(包括阳性和阴性)来判断。阳性标志物主要包括间皮细胞特异性抗原(EMA)、细胞骨架蛋白(CK)、波形蛋白和胸膜间皮细胞糖蛋白(MPM)。阴性标志物主要包括癌胚抗原(CEA)、上皮生长因子受体(EGFR)和糖类抗原125(CA125)。病理科医生选择的检测标志物的组合多少会有一些差异,且随着对比不同标志物效用的研究的发表,检测标志物的组合通常都会进一步变化。一般来说,推荐选用的标志物对所诊断肿瘤的敏感性或特异性达到80%以上。当解读阳性结果时,推荐既要进行染色定位(细胞核和细胞质),也要确定染色阳性细胞的百分比(对于细胞质标志物,建议阳性细胞百分比＞10%)。[16]

一些一般原则总结如下:

(1) 广谱细胞角蛋白染色在间皮瘤的诊断中非常有价值,绝大多数的间皮瘤都会被染色。如果肿瘤的广谱细胞角蛋白染色呈阴性,那么筛查用的标志物组合应扩大至能排除淋巴瘤、黑素瘤、脉管肉瘤或上皮样血管内皮瘤的染色。有些罕见的肉瘤样间皮瘤的细胞角蛋白染色呈阴性,特别是骨肉瘤分化的肿瘤。

(2) 对于上皮样间皮瘤,可支持恶性间皮瘤诊断的常见阳性免疫组织化学标志物包括钙视网膜蛋白、CK5/6、Wilms瘤1(Wilms tumor 1,WT1)抗原(细胞核染色)和D2-40(肾小球足突细胞膜黏蛋白)。肺腺癌中呈阳性的有用标志物包括MOC-31、BG8、癌胚抗原(单克隆)、B72.3、Ber-EP4、甲状腺转录因子1(thyroid transcription factor-1,TTF-1)和天冬氨酸蛋白酶A(napsin A)。[16]当鉴别诊断中包括肺部其他类型的肿瘤(如鳞状细胞癌或者是原发于肾脏或卵巢等其他部位的转移癌)时,标志物组合必须对所考虑的肿瘤有更高的特异性,并且必须仔细评估阳性或阴性结果的意义。

(3) 对于肉瘤样或双相性间皮瘤,细胞角蛋白反应不一定能区分恶性间皮瘤和其他肉瘤,特别是细胞角蛋白染色是局灶阳性时。因为细胞角蛋白的表达可以是局灶的、微弱的或可变的,所以应采用多种细胞角蛋白抗体,如AE1/3或CAM5.213。显著的细胞角蛋白阳性还可见于肉瘤样癌或转移性肉瘤样肾细胞癌。D2-40和钙视网膜蛋白是间皮瘤最可靠的明确标志物。[16,17]D2-40和钙视网膜蛋白在其他类型的肉瘤中的确也可呈阳性反应,但当该阳性结果与细胞角蛋白的强阳性反应都存在时,可能有助于确诊肉瘤样间皮瘤。[16,17]滑膜肉瘤通常可通过X:18特异性易位的分子学检测来证实。

　　总之,组织病理学检查在胸膜间皮瘤的诊断中具有决定性作用。细针穿刺活检和手术活检是主要的取材方法,免疫组化检查是确诊的关键方法。

　　MPM的诊断常首先基于影像学检查,例如计算机断层扫描(CT),其特征为伴有胸膜弥漫性增厚的胸腔积液;正电子发射计算机断层扫描(PET-CT),可用于评估淋巴结状态以及远处转移。MPM的最终诊断仍依赖于组织病理和免疫组化。电视辅助胸腔镜(VATS)仍然是最可靠的获取组织病理方法,其优点是可以获得足够的组织进行活检,同时可以观察整个胸腔进行分期,也可进行滑石粉胸膜固定术以控制复发性胸腔积液。

第二节　胸膜间皮瘤的鉴别诊断

　　胸膜间皮瘤的鉴别诊断大致可分为胸膜肿瘤性病变和非胸膜肿瘤性病变。

一、胸膜肿瘤性病变

　　胸膜间皮瘤在临床上需与其他胸膜肿瘤性病变进行鉴别诊断,以避免误诊和漏诊。以下是常见的胸膜肿瘤性病变及其鉴别要点:

(一)胸膜转移癌

　　胸膜转移癌是最常见的胸膜肿瘤性病变,主要来源于肺癌、乳腺癌和卵巢癌等。胸膜转移癌的临床表现与胸膜间皮瘤相似,包括胸痛、胸闷、咳嗽、气促和胸腔积液等。鉴别要点主要包括病史、影像学和病理学。胸膜转移癌患者通常有原发肿瘤病史,CT或MRI可显示原发肿瘤和胸膜病变。病理学检查可发现癌细胞,免疫组化可显示癌细胞的来源。

(二)胸膜纤维瘤

　　胸膜纤维瘤是一种良性胸膜肿瘤,临床表现较为缓慢,可出现胸痛、胸闷和气促等。鉴别要点主要包括影像学和病理学。胸膜纤维瘤在X线或CT上呈圆形或椭圆形肿块,边缘清晰,可有钙化。病理学检查可见纤维组织增生,无恶性细胞表现。

(三)胸膜恶性纤维性组织细胞瘤

　　胸膜恶性纤维性组织细胞瘤是一种罕见的恶性胸膜肿瘤,临床表现与胸膜间皮瘤相似,包括胸痛、胸闷、咳嗽、气促和胸腔积液等。鉴别要点主要包括影像学和病理学。胸膜恶性纤维性组织细胞瘤在CT或MRI上呈不规则肿块,边缘模糊,可侵犯邻近结构。病理学检查可见恶性纤维细胞和组织细胞,免疫组化可显示恶性纤维细胞的来源。

　　总之,胸膜间皮瘤需与其他胸膜肿瘤性病变进行鉴别诊断。鉴别要点主要包括病史、影像学和病理学。结合临床表现和辅助检查,有助于明确诊断和指导治疗。

二、非胸膜肿瘤性病变

胸膜间皮瘤在临床上还需与非胸膜肿瘤性病变进行鉴别诊断,以避免误诊和漏诊。以下是常见的非胸膜肿瘤性病变及其鉴别要点:

(一)结核性胸膜炎

结核性胸膜炎是一种常见的胸膜炎症性病变,主要表现为胸痛、胸闷、咳嗽、气促和胸腔积液等。鉴别要点主要包括病史、实验室检查和病理学。结核性胸膜炎患者通常有结核病史或接触史,胸腔积液涂片或培养可检出结核分枝杆菌,病理学检查可见干酪样坏死和肉芽肿。

(二)病毒性胸膜炎

病毒性胸膜炎是一种胸膜炎症性病变,主要表现为胸痛、胸闷、咳嗽、气促和胸腔积液等。鉴别要点主要包括病史、实验室检查和病理学检查。病毒性胸膜炎患者通常有病毒感染史,胸腔积液病毒抗原或核酸检测可呈阳性,病理学检查可见病毒性炎症反应。

(三)自身免疫性胸膜炎

自身免疫性胸膜炎是一种胸膜炎症性病变,主要表现为胸痛、胸闷、咳嗽、气促和胸腔积液等。鉴别要点主要包括病史、实验室检查和病理学检查。自身免疫性胸膜炎患者通常有自身免疫病史,如系统性红斑狼疮、类风湿性关节炎等,实验室检查可见相关自身抗体阳性,病理学检查可见免疫性炎症反应。

总之,胸膜间皮瘤需与非胸膜肿瘤性病变进行鉴别诊断。鉴别要点主要包括病史、实验室检查和病理学特点。结合临床表现和辅助检查,有助于明确诊断和指导治疗(表5.1)。

表5.1 对常见的胸膜间皮瘤鉴别诊断

分类	疾病	临床表现	影像学表现	实验室检查及病理学特点	其他
胸膜间皮瘤	胸膜间皮瘤	胸痛、胸闷、咳嗽、气促、胸腔积液	胸膜增厚、肿块、钙化	恶性间皮细胞,间皮细胞特异性标志物阳性	长期石棉暴露史
胸膜肿瘤性病变	胸膜转移瘤	胸痛、胸闷、咳嗽、气促、胸腔积液	胸膜结节、肿块、钙化	转移性肿瘤细胞,原发肿瘤相关标志物阳性	有原发肿瘤史
	胸膜纤维瘤	胸痛、胸闷、咳嗽、气促、胸腔积液	胸膜局限性肿块、钙化	良性纤维细胞,无恶性细胞	无明显致病因素
	胸膜恶性纤维组织细胞瘤	胸痛、胸闷、咳嗽、气促、胸腔积液	胸膜肿块、钙化	恶性纤维组织细胞,无间皮细胞特异性标志物阳性	无明显致病因素

分类	疾病	临床表现	影像学表现	实验室检查及病理学特点	其他
非胸膜肿瘤性病变	胸膜结核	胸痛、咳嗽、咳痰、发热、盗汗、消瘦等结核症状	胸膜增厚、钙化、胸腔积液、肺部结核病变	结核杆菌阳性，结核性肉芽肿	结核接触史或合并肺结核
	细菌性/病毒性胸膜炎	胸痛、咳嗽、发热、胸腔积液	胸膜增厚、胸腔积液	病原体或抗体阳性，炎性细胞浸润	细菌/病毒感染引起
	自身免疫性胸膜炎	胸痛、咳嗽、发热、胸腔积液	胸膜增厚、胸腔积液	自身抗体阳性，炎性细胞浸润	与自身免疫性疾病相关，如类风湿性关节炎等

小　结

确诊胸膜间皮瘤需要综合病史、临床表现、影像学、实验室检查和病理学结果。以下是胸膜间皮瘤的诊断标准：

（1）病史：患者有长期石棉暴露史或其他致病因素。

（2）临床表现：主要包括胸痛、胸闷、咳嗽、气促和胸腔积液等。

（3）影像学：胸部 X 线、CT 或 MRI 可显示胸膜增厚、肿块或钙化等病变。

（4）实验室检查：胸腔积液细胞学检查可发现间皮细胞，免疫组化可显示间皮细胞特异性标志物。

（5）病理学：胸腔镜或开胸活检可取得病灶组织，病理学检查可见恶性间皮细胞，免疫组化可显示间皮细胞特异性标志物。

确诊胸膜间皮瘤需要满足以上诊断标准中的病史、临床表现和至少一项辅助检查阳性。

胸膜间皮瘤诊断的挑战主要在于病变的早期症状不明显，临床表现与其他胸膜疾病相似，容易导致误诊或漏诊。此外，胸膜间皮瘤的发病机制尚未完全明确，缺乏特异性的生物标志物，使得早期诊断和鉴别诊断变得困难。诊断和鉴别诊断过程中需要综合运用多种手段，需要具备高度专业性知识，增加了诊断的复杂性。

面对胸膜间皮瘤诊断的挑战，未来的发展方向包括深入研究胸膜间皮瘤的发病机制，为诊断和治疗提供理论基础；寻找特异性生物标志物，提高早期诊断和鉴别诊断的准确性；发展新的诊断技术和方法，提高诊断的敏感性和特异性。这些方向的研究进展将为胸膜间皮瘤患者带来更好的诊断和治疗效果，提高生活质量和生存期。

（周彬）

参考文献

[1]　Socola F，Loaiza-Bonilla A，Bustinza-Linares E，et al. Recurrent thrombotic thrombocytopenic purpura-

like syndrome as a paraneoplastic phenomenon in malignant peritoneal mesothelioma: A case report and review of the literature[J]. Case. Rep. Oncol. Med.,2012,2012:1-5.

[2] Wong S F, Newland L, John T, et al. Paraneoplastic leukocytoclastic vasculitis as an initial presentation of malignant pleural mesothelioma: a case report[J]. J. Med. Case Rep.,2012,6(1):261.

[3] Li J Y Z, Yong T Y, Kuss B J, et al. Malignant pleural mesothelioma with associated minimal change disease and acute renal failure[J]. Ren. Fail., 2010,32(8):1012-1015.

[4] Mummadi S R, Stoller J K, Lopez R, et al. Epidemiology of adult pleural disease in the United States [J]. Chest,2021,160(4):1534-1551.

[5] Wang Z J, Reddy G P, Gotway M B, et al. Malignant pleural mesothelioma: evaluation with CT, MR imaging, and PET[J]. Radiographics,2004,24(1):105-119.

[6] Patz E F, Shaffer K, Piwnica-Worms D R, et al. Malignant pleural mesothelioma: value of CT and MR imaging in predicting resectability [J]. American Journal of Roentgenology. 1992,159(5):961-966.

[7] Rusch V W, Gill R, Mitchell A, et al. A multicenter study of volumetric computed tomography for staging malignant pleural mesothelioma[J]. Ann. Thorac. Surg.,2016,102(4):1059-1066.

[8] Heelan R T, Rusch V W, Begg C B, et al. Staging of malignant pleural mesothelioma: comparison of CT and MR imaging[J]. American Journal of Roentgenology,1999,172(4):1039-1047.

[9] Marom E M, Erasmus J J, Pass H I, et al. The role of imaging in malignant pleural mesothelioma[J]. Semin. Oncol.,2002,29(1):26-35.

[10] Sørensen J B, Ravn J, Loft A, et al. Preoperative staging of mesothelioma by 18F-fluoro-2-deoxy-d-glucose positron emission tomography/computed tomography fused imaging and mediastinoscopy compared to pathological findings after extrapleural pneumonectomy. [J]. European Journal of Cardio-Thoracic Surgery,2008,34(5):1090-1096.

[11] Plathow C, Staab A, Schmaehl A, et al. Computed tomography, positron emission tomography, positron emission tomography/computed tomography, and magnetic resonance imaging for staging of limited pleural mesothelioma[J]. Invest. Radiol.,2008,43(10):737-744.

[12] Wilcox B E, Subramaniam R M, Peller P J, et al. Utility of integrated computed tomography: positron emission tomography for selection of operable malignant pleural mesothelioma[J]. Clin. Lung Cancer, 2009,10(4):244-248.

[13] Porcel J M. Diagnosis and characterization of malignant effusions through pleural fluid cytological examination[J]. Curr. Opin. Pulm. Med., 2019,25(4):362-368.

[14] Döngel İ, Akbaş A, Benli İ, et al. Comparison of serum biochemical markers in patients with mesothelioma and pleural plaques versus healthy individuals exposed to environmental asbestos[J]. Turk. Gogus. Kalp. Damar. Cerrahisi. Derg.,2019,27(3):374-380.

[15] Boutin C, Rey F, Gouvernet J, et al. Thoracoscopy in pleural malignant mesothelioma: A prospective study of 188 consecutive patients. Part 2: Prognosis and staging[J]. Cancer,1993,72(2):394-404.

[16] Husain A N, Colby T V, Ordóñez N G., et al. Guidelines for pathologic diagnosis of malignant mesothelioma 2017 update of the consensus statement from the International Mesothelioma Interest Group [J]. Arch. Pathol. Lab. Med.,2018,142(1):89-108.

[17] Mayall F G, Goddard H, Gibbs A R. The diagnostic implications of variable cytokeratin expression in mesotheliomas[J]. J. Pathol.,1993,170(2):165-168.

第六章 （扩大）胸膜切除术/剥脱术

第一节 （扩大）胸膜切除术/剥脱术的手术指征

恶性胸膜间皮瘤（malignant pleural mesothelioma，MPM）的治疗方式目前有所争议，一部分医生认为应该采用姑息性的治疗方式，一部分医生认为在多模态治疗方式下，行至少宏观上根治性的切除，即切除一切肉眼可见的病灶和淋巴结清扫。《中国恶性胸膜间皮瘤临床诊疗指南》认为，对于Ⅰ/Ⅱ期肉瘤样的恶性胸膜间皮瘤，即使手术治疗可以延长总生存时间，但是围手术期的并发症和死亡率明显高于非肉瘤样MPM患者，因此不推荐对肉瘤样MPM患者进行手术治疗。[1]

对于手术方式目前有两种选择方案，胸膜切除术/剥脱术（pleurectomy/decortication，P/D）和胸膜外全肺切除术（extrapleural pneumonectomy，EPP）。但由于缺乏大样本的随机对照试验，手术方式的选择仍然存在争议。早期基于肿瘤学原则，一般认为胸膜间皮瘤应该首选EPP以争取全部切除病灶，但是随着多项临床研究及荟萃分析的发表，目前研究结果提示EPP围术期死亡率远高于P/D手术，且远期生存并没有改善，因此，对手术方式的选择可能逐渐倾向保守。[2,3]2023年美国国立综合癌症网络（National Comprehensive Cancer Network）临床实践指南指出，对于早期没有N2淋巴结受累，病理类型为上皮样MPM，P/D术式的安全性更优于EPP。[4]根据《恶性胸膜间皮瘤（MPM）诊治共识（2022，杭州）》，EPP由于手术创伤且对生活质量影响大，目前国内临床已较少使用。对于可手术的MPM患者，专家组建议采用P/D（强推荐，Ⅱ类证据）。[5]P/D手术意味着对局部的胸膜进行完整切除，当切除范围涉及心包和/或膈肌时，则为（扩大）胸膜切除术/剥脱术[（e)P/D]。[6]但目前没有足够的证据证明(e)P/D可以使患者获得更完整的切除和更高的生存获益。[7]综上所述及目前多项指南推荐，P/D手术的适应证为：

（1）患者心肺功能能够耐受开胸手术。

（2）Ⅰ～Ⅱ期上皮样MPM患者首选P/D手术治疗。

（3）除Ⅰ～Ⅱ期上皮样MPM外的Ⅰ～ⅢA期MPM患者，可以考虑施行手术治疗，但需经过多学科讨论决定手术的必要性和可行性，ⅢB期以上（T4或N2以上）不推荐行手术治疗。

（4）可安全切除大部分肿瘤的减瘤手术。

（5）若肿瘤侵犯纵隔胸膜、心包或膈肌，则需行(e)P/D。

第二节　(扩大)胸膜切除术/剥脱术的手术方法

P/D手术一般采取硬膜外复合全麻,双腔气管插管完成麻醉,如果有条件,可以使用两台呼吸机分别对两侧肺供氧气,手术侧肺应使用不含麻醉气体的呼吸机,以免剥离过程中肺漏气对手术人员造成危险。常规需要监测中心静脉压和有创动脉压,因为术中失血可能会很大。

胸部切口的选择需要依据大部分肿瘤所在位置,如果患者术前接受过活检,对活检的切口也应一并切除,因为胸膜间皮瘤有较高切口种植的可能性。一般可以选取和EPP相同的手术切口,逐层开胸至胸膜外平面,利用手术分离胸壁和壁层胸膜,如果是早期病变,这个分离步骤会比较容易(图6.1)。

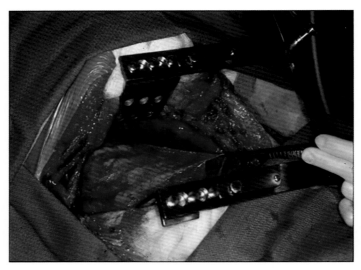

图6.1　早期病变的壁层胸膜和胸壁可以很容易地分离

撑开器撑开肋骨,在直视下解剖纵隔胸膜,需要注意右侧应小心保护上腔静脉、奇静脉和食管,左侧应保护食管、主动脉和迷走神经(包括喉返神经),注意不要在主动脉,食管后方解剖,纵隔胸膜通常可以从心包上分离下来,如果难以分离,可以采取烧灼的方式切除残余组织。如果肿瘤直接侵犯心包,则最好在处理膈肌后进行切除和重建。因为如果需要膈肌切除,膈神经就可以不必保留,不切除膈肌的情况下膈神经则需要小心保护。

膈肌是否切除依据膈肌是否受侵犯决定(图6.2),如果肿瘤侵犯横膈,切除膈肌时需要注意保留腹膜,但如果肿瘤侵犯中心腱,则容易浸润全层,保留腹膜就非常困难。腹膜如果破损,则需要用可吸收缝线紧密缝合,以最大限度降低腹腔种植的风险。无论是左侧还是右侧膈肌的切除,均应该注意保留膈肌脚以便于隔膜重建,重建方法可以参考第七章第二节的内容。

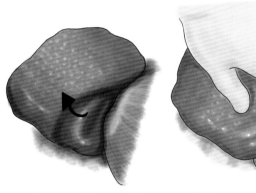

没有被侵犯-胸膜与膈肌分离　　　　肿瘤侵犯-膈肌径向撕脱

图6.2　根据膈肌是否受侵犯决定手术方式

P/D手术最关键的部分在于将胸膜从肺组织上完整剥离（图6.3），手术需在准确的解剖层次下进行，需要尽可能地做到肉眼根治术，尤其是清除肺裂中的肿瘤。[8-10]这是手术中最艰难且枯燥的部分，需要注意不要在剥离过程中深入肺实质，可以通过间断鼓肺确定解剖平面，但是会有麻醉气体泄漏和大量失血的风险。[11]

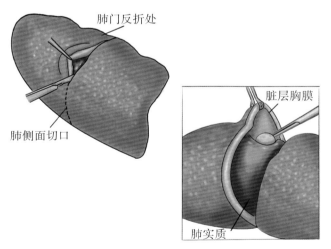

肺门反折处

肺侧面切口

脏层胸膜

肺实质

图6.3　脏层胸膜剥脱

Tanaka等人提出了一种保留胸膜腔完整性的胸膜切除/剥脱术（non-incisional P/D），即完整切除壁层胸膜和脏层胸膜而不进入胸膜腔（图6.4），被认为可以避免胸膜腔肿瘤细胞的潜在播散，但尚缺乏大规模的研究证实。[12]

在脏层胸膜剥脱上，Dai等人通过二氧化碳吹管辅助，利用二氧化碳气流提供正压，产生均匀的局部外力，增加潜在的胸膜下空间，同时利用生理盐水雾气清除肺实质表面产生的渗血及气泡，保持手术野的相对清晰，从而缩短了脏层胸膜剥脱手术时间和术中出血（图6.5）。[13]

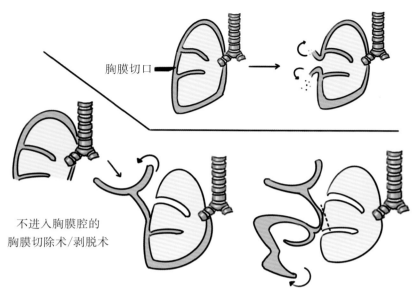

胸膜切口

不进入胸膜腔的
胸膜切除术/剥脱术

图6.4　不进入胸膜腔的胸膜切除术/剥脱术

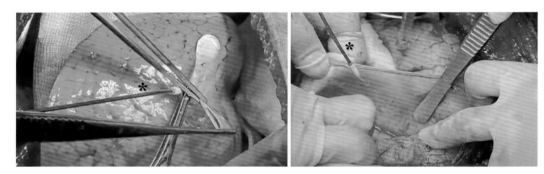

图6.5　二氧化碳吹管辅助脏层胸膜剥脱

第三节　常见并发症及防治

　　P/D手术需要将脏层胸膜从肺的表面完整剥离,不可避免地会给肺实质带来损伤,因此可能会造成粗面出血和漏气,这是导致手术失败的主要原因。

一、出血

　　出血是P/D手术不可避免的问题,关胸后血压的升高,苏醒期间血压波动过大,冲洗过程中破坏了能量器械止血产生的焦痂,均可能导致术后出血。P/D术式术后出血的发生率为2.3%~9.1%,持续不止的出血会导致进行性血胸、失血性休克等。而且,与EPP相比,

P/D术中出血量可能会相对更多。[14]

P/D术后出血不能一概而论。如果是"术后即出血"，考虑是胸膜剥离后粗面的广泛渗血，这种渗血通常不是再次手术的适应证。P/D术后的呼吸机使用策略一般推荐为PEEP模式，5～10 cmH₂O的呼气末正压持续24～48 h有助于维持肺的复张，也有助于止血；如果患者有凝血功能障碍，应先静脉输入新鲜血、纤维蛋白原，给予10%葡萄糖酸钙、酚磺乙胺（止血敏）及氨甲苯酸（止血芳酸）等药物止血。术后8～10 h的延迟出血通常是由于纤溶亢进和消耗性凝血障碍。由于基础病（MPM）的影响，患者一般处于高凝状态和纤溶系统的激活状态，手术后广泛的微血栓形成会被自身处于激活状态的纤溶系统立即溶解，而切除恶性肿瘤后会导致原有的促凝作用无法发挥，造成凝血-纤溶系统的相对失衡。纤维蛋白裂解产物反过来激活更多的纤溶酶原，放大其作用，导致大量纤维蛋白溶解过度。此外，血小板和其他凝血因子在血栓形成过程中被消耗，这些蛋白质随着胸管引流而丢失。静脉注射氨基己酸可以抑制纤溶酶原转化为其活性形式的纤溶酶，在这种情况下可以挽救患者生命。

二、肺实质漏气

术中发现的肺实质漏气，应直视下严密缝合肺破口和缝扎细支气管。除此之外，也可以在手术结束后用500 mL浓度为50%的葡萄糖溶液对胸腔进行灌洗，这种方案虽然可能引起术后暂时性的血糖升高，但是可以缩短带管时间，回顾性研究也没有发现该方案的其他负面影响。[15]P/D术后漏气发生率为7%～23.5%，平均为10%。大部分漏气在术后数小时至3天内逐渐消失，当漏气时间＞5天或7天，则被称为持续性漏气或迁延性漏气（prolonged/persistent air leak，PAL）。PAL会导致患者发生脓胸和其他呼吸系统并发症概率增高。胸腔引流排气是治疗肺漏气的有效方法，对于PAL则可以采取低负压吸引的方法辅助治疗。[16]如果复查胸片，患者肺完全复张，无论是否存在PAL，引流管也可以在3周内凭经验拔除。

三、肺不张

P/D手术后肺不张是导致手术失败的一个重要因素，肺不张表现为肺容积缩小和肺组织萎陷，导致围术期的低氧血症和一系列肺部并发症，出现术后拔管困难和呼吸衰竭。引发肺不张的原因复杂而且多样，包括支气管内分泌物堵塞、术后大量胸腔积液、血气胸、乳糜胸等引起的压迫性肺不张，胃内容物误吸引起的阻塞性肺不张，以及ARDS、重症感染等引起的表面活性物质异常导致的肺不张。对于因咳痰不利导致的肺不张，可通过雾化吸入、口服祛痰药物、鼻导管吸痰及纤维支气管镜吸痰而促使肺复张，并做好围术期镇痛管理，鼓励患者咳嗽。术后应保持胸腔引流管在位通畅，及时清除腔内积液积气避免压缩性肺不张。及时处理肺部感染、肺水肿等并发症，既预防肺不张的发生，也预防了ARDS等致命并发症。应注意吸入氧浓度不宜过高，在通气较差的部位，氧气会被很快吸收，结果出现氧气被完全吸收而产生的肺不张。推荐应用PEEP模式辅助通气，有助于肺复张。[9]而对于因肺漏气引起的肺复张困难，则按肺漏气处理。

四、其他并发症

一些非特异性的术后并发症,比如呼吸衰竭、心律失常、急性心肌梗死、脑血管意外、深静脉血栓(DVT)和肺栓塞。这些非特异性的并发症需要早期发现并严密监护。P/D手术是一个相对安全的手术,其术后30天死亡率为0%～6.8%,接受过手术的患者一般会获得更加良好的生活质量。[17]P/D术后呼吸衰竭的发生率为2.3%～7.1%,是除出血之外最危险的并发症,具体治疗措施参见第七章对呼吸衰竭的描述。

(戴洁)

参考文献

[1] 中国医师协会肿瘤多学科诊疗专业委员会. 中国恶性胸膜间皮瘤临床诊疗指南(2021版)[J]. 中华肿瘤杂志,2021,43(4):383-394.

[2] Cao C,Tian D,Park J,et al. A systematic review and meta-analysis of surgical treatments for malignant pleural mesothelioma[J]. Lung Cancer,2014,83:240-245.

[3] van Gerwen M,Wolf A,Liu B,et al. Short-term outcomes of pleurectomy decortication and extrapleural pneumonectomy in mesothelioma[J]. J. Surg. Oncol.,2018,118:1178-1187.

[4] NCCN. NCCN clinical practice guidelines in oncology mesothelioma:pleural(version 1.2023)[EB/OL]. Fort Washington:NCCN 2023(2023-12-15).

[5] 毛伟敏,陆舜,王俊,等. 恶性胸膜间皮瘤(MPM)诊治共识(2022,杭州)[J]. 中国肿瘤,2022,31(12):941-951.

[6] Rice D,Rusch V,Pass H,et al. Recommendations for uniform definitions of surgical techniques for malignant pleural mesothelioma:a consensus report of the international association for the study of lung cancer international staging committee and the international mesothelioma interest group[J]. J. Thorac. Oncol.,2011,6:1304-1312.

[7] Marulli G,Breda C,Fontana P,et al. Pleurectomy-decortication in malignant pleural mesothelioma:are different surgical techniques associated with different outcomes? Results from a multicentre study[J]. Eur. J. Cardiothorac. Surg.,2017,52:63-69.

[8] Vlahu T,Vigneswaran W T. Pleurectomy and decortication[J]. Ann. Transl. Med.,2017,5:246.

[9] 丁嘉安,姜格宁,高文. 肺外科学[M]. 北京:人民卫生出版社,2011.

[10] Wolf A S,Daniel J,Sugarbaker D J. Surgical techniques for multimodality treatment of malignant pleural mesothelioma:extrapleural pneumonectomy and pleurectomy/decortication[J]. Semin. Thorac. Cardiovasc. Surg.,2009,21:132-148.

[11] Rusch V W. Pleurectomy and decortication:how I teach it[J]. Ann. Thorac. Surg.,2017,103:1374-1377.

[12] Tanaka F,Takenaka M,Imanishi N,et al. Non-incisional pleurectomy/decortication for malignant pleural mesothelioma[J]. Gen. Thorac. Cardiovasc. Surg.,2021,69:1320-1325.

[13] Dai J,Liu M,Liu X,et al. Carbon dioxide blower facilitates visceral pleurectomy in malignant pleural mesothelioma[J]. Ann. Thorac. Surg.,2022,114:e71-e74.

［14］ Kanayama M，Mori M，Matsumiya H，et al. Surgical strategy for malignant pleural mesothelioma：the superiority of pleurectomy/decortication［J］. Surg. Today，2022，52：1031-1038.

［15］ Testori A，Perroni G，Alloisio M，et al. Efficacy of intraoperative hypertonic glucose solution administration on persistent air leak after extended pleurectomy/decortication for malignant pleural mesothelioma：a retrospective case-control study［J］. Front Oncol.，2021，11：767791.

［16］ Lang P，Manickavasagar M，Burdett C，et al. Suction on chest drains following lung resection：evidence and practice are not aligned［J］. Eur. J. Cardiothorac. Surg.，2016，49：611-616.

［17］ Lapidot M，Gill R R，Mazzola E，et al. Pleurectomy decortication in the treatment of malignant pleural mesothelioma：encouraging results and novel prognostic implications based on experience in 355 consecutive patients［J］. Ann. Surg.，2022，275：1212-1220.

第七章　胸膜外全肺切除术

第一节　胸膜外全肺切除术的手术指征

既往一般认为胸膜外全肺切除术（extrapleral pneumonectomy，EPP）适用于早期恶性胸膜间皮瘤（MPM）的根治治疗，而P/D适用于无法承受EPP的患者的姑息性治疗手段和减瘤手术。研究发现，EPP术后患者肿瘤复发的位置一般为远处转移，而P/D患者一般为局部复发，但两者术后长期生存率没有明显差异。[1]导致患者远期生存结局改变的因素一般为肿瘤的组织学类型、胸膜外淋巴结的转移以及综合治疗的完成情况[2]，因此，目前认为无论是P/D还是EPP，为患者施行手术的目的都是完成肉眼肿瘤清除，难以达到R0切除。

如前所述，EPP由于手术创伤大，对生活质量影响大，目前国内外临床已较少使用。但对于胸膜间皮瘤侵犯肺实质，P/D显然是不合适的，EPP可以达到肉眼下的肿瘤完全切除；一些接受过新辅助治疗后的病例也可以应用EPP治疗，如果术中发现胸膜剥离困难，EPP也可以作为P/D的补救方案。[3]

对拟接受EPP的患者选择是一个非常谨慎的过程，必须保证患者能够耐受全肺手术，可以通过肺功能测试配合放射性核素通气/血流灌注显像大致预测术后肺容积，应保证健侧肺通气功能＞45％。接受手术的患者须满足以下所有条件：

（1）肿瘤患者功能状态评分（KPS评分）＞70分。

（2）肝肾功能需在正常范围内。

（3）术后预计FEV_1＞0.8 L。

（4）心脏射血分数＞45％且心电图无异常。

（5）病灶需局限于同侧胸廓，没有穿透横膈及心包，没有外侵胸壁。

第二节　胸膜外全肺切除术的手术方法

EPP一般采取硬膜外复合全麻，双腔气管插管完成麻醉，留置中心静脉导管及Swan-Ganz导管持续监测中心静脉压和肺动脉压；留置胃管防止术中损伤食管和术后胃扩张。

　　该术式需对同侧心包、胸膜、肺和横膈胸膜进行整体切除[4]，取后外侧切口，起自肩胛骨和脊柱连线的中点，沿肩胛骨向下延伸，绕过肩胛下角，沿第6肋向前至肋骨软骨交界处，切断背阔肌和前锯肌。然后完整切除第6肋，暴露胸膜平面。此时需注意如果患者术前曾行穿刺活检，为防止种植转移应一并切除穿刺瘢痕附近的胸壁并确保切缘1 cm。暴露胸膜平面可以通过手指进行钝性分离，在对切口上下进行钝性解剖后，可以放置肋骨扩张器。

　　首先解剖胸膜的前外侧，注意保护内乳动脉，操作需以锐性分离为主，避免钝性撕脱伤。如果探查发现肿瘤侵袭内乳动脉也表明可能不适合完全切除。逐步由前外侧向胸顶处游离，可以暴露锁骨下血管(图7.1)，将肺向下牵拉以完成胸顶处的游离，暴露上腔静脉和奇静脉，即完成前侧的游离(图7.2)。

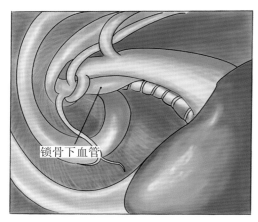

图7.1　锁骨下血管的暴露

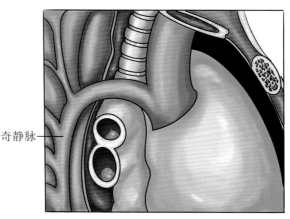

图7.2　暴露上腔静脉和奇静脉

　　然后进行后侧的游离，如果探查发现肿瘤侵犯主动脉、腔静脉、食管、心外膜、脊椎或气管，意味着肿瘤可能无法完整切除。此时先进行上方游离，解剖右上叶和右主支气管，注意通过触诊胃管确定食管的边界，保护食管免受损伤。然后由后向前切开心包，探查有无心肌侵犯。

　　术中探查需明确肿瘤有无心包内转移或直接确认可以完整切除后(图7.3)，方可以进行膈面的分离。此时需要从膈肌侧缘开始切除膈肌和相邻心包及胸壁(图7.4)，不必进入胸膜腔，膈肌切除需保留腹膜面和膈肌脚以便于术后的重建，膈肌裂孔周围要仔细保护下腔静脉和食管，避免损伤。

　　如图7.5所示，打开心包，进行肺门的处理。右侧的肺动脉需要心包内结扎(图7.6)，但左侧的肺动脉由于较短，需在心包外结扎，后心包切缘在右侧平食管，而左侧为平主动脉。肿瘤切除后应依次进行淋巴结采样送检病理。

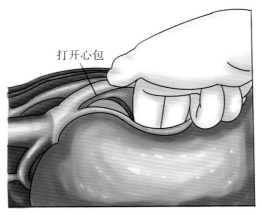

图7.3 后方切开心包探查心肌是否受侵

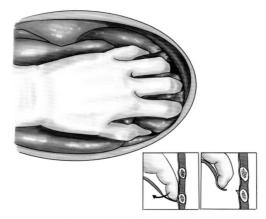

图7.4 膈肌处胸膜外全肺切除

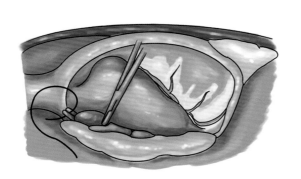

图7.5 打开心包

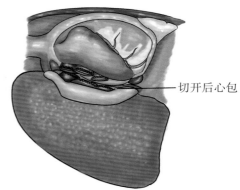

图7.6 右肺门的处理

  EPP术后重建胸腔及心包也是手术中的重要步骤。膈肌补片一般从后方自棘突旁韧带开始沿第6肋向前缝至第6肋软骨处,而后双层膈肌补片在心包底面处,自前肋膈角向后右侧缝至食管和下腔静脉处,左侧至主动脉弓(图7.7)。[5]心包补片首先从心包后缘缝起,而

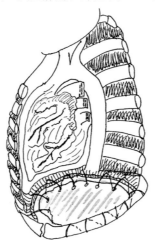

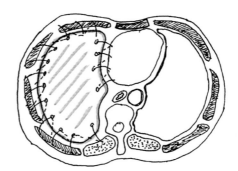

图7.7 膈肌重建

后向下与膈肌补片缝合,再与前上方的残留心包缝合(图7.8)。注意避免张力过大引起心包缩窄,尤其是右侧手术,心包补片上还应做开窗处理,避免因心包积液引起心脏压塞,而左侧手术被认为不需要常规做心包修补,因为发生疝的可能性很低。缝合结束后,可以于膈肌补片上做切口,将大网膜上提至胸腔修剪后用于包埋支气管残端,或者用心包脂肪垫包埋,减少术后瘘的发生。[6]

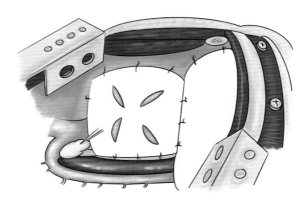

图7.8 EPP术后重建完成后

左侧EPP和右侧相比有多个不同需要注意,从主动脉上剥离胸膜时,从主动脉前平面开始是至关重要的,因为很容易无意中在主动脉后面开始剥离,从而损伤肋间支;在主肺动脉窗和主动脉分叉起始处剥离时需特别注意胸导管和喉返神经的保护;左侧膈肌切除时应保留1 cm的环食管边缘,避免术后胃疝入胸腔。

EPP应注意尽可能采取胸膜外径路进行胸膜全肺切除,整体切除有利于防止胸腔内种植。心包及纵隔大血管表面胸膜的切除是EPP的难点,必要时可以采用整块切除的方法辅之以人工血管的重建和补片修补。关胸前应用大量蒸馏水反复冲洗胸腔,术中怀疑存在种植转移风险时可以应用200 mL生理盐水＋10 mg氮芥留置胸腔,杀灭脱落细胞。[6]

第三节 胸膜外全肺切除术的常见并发症及防治

一、术中注意事项

EPP手术由于切除范围大,手术时间长,对心脏影响大,手术总体并发症发生率可以达到34.2%,主要包括:支气管残端过长或血供不足支气管胸膜瘘,心包切除后引起心脏疝入胸腔继而引起急性循环障碍,膈肌切除后腹腔内器官疝入引起消化功能障碍或脾蒂扭转引起脾脏梗死,术中损伤喉返神经引起声带麻痹,术中损伤食管引起食管穿孔等。

术中应用一些措施防止并发症的发生。比如通过大网膜和背阔肌皮瓣包盖支气管残端可以减少支气管胸膜瘘的发生率,根据Maged M等的报道,仅施行EPP手术的患者组支气管胸膜瘘的发生率远高于施行EPP＋背阔肌皮瓣包盖残端的患者组(44％和0％)。[7]能量器械在手术中的常规使用减少了手术创面大量渗血的发生率,但与一般全肺切除术不同,壁层及纵隔胸膜剥离面广泛,易发生创面渗血,尤其应仔细止血,除肺血管残端外,重点检查原胸壁浸润粘连严重处因剥除过深可能伤及肋间血管。[8]胸顶部、纵隔血管间隙也是渗血的好发部位,均应严密止血。这是预防和避免术后出血并发症的关键步骤。心包和膈肌补片的使用有利于重建胸腔结构,减少心脏疝和腹腔内器官疝入胸腔的发生率,术前常规留置胃管可以通过术中触摸胃管防止食管损伤。[6]即使可以通过以上方法减少一些主要并发症的发生概率,但是受限于该术式创伤较大,EPP的死亡率也维持在较高水平,在5％～9％之间。[4,9,10]

二、EPP术后并发症

由于切除了一侧全肺,一些致命的术后并发症也会接踵而来,最具威胁的就是呼吸衰竭,其次为手术后引起的心肌损伤和恶性心律失常,术后长期卧床导致静脉血栓或肺内残余血栓引起的急性肺栓塞,EPP术后肺栓塞的发生率可以达到4％[11];也包括一些其他脏器的功能障碍,如急性肾损伤、应激性溃疡、脑血管意外等。

(一)呼吸衰竭

由于切除了一侧全肺,EPP术后重点在于心肺功能的监测和保护。一侧肺切除后肺循环一半的输出量需经余肺血管床,导致肺血管压力升高,右心后负荷加重,余肺通气功能加深加快,顺应性降低,导致出现通气/血流的不协调,肺容积的减少导致了通气功能的降低。其次,全肺切除术后综合征(post-pneumonectomy syndrome,PPS)也一定程度上参与了术后呼吸衰竭的发生,PPS是一种以明显的纵隔移位引发的呼吸困难为特征的疾病,纵隔移位会拉动气管/支气管和肺动脉,导致它们被椎体或主动脉压迫和变窄[12],影响通气功能和弥散功能,最终导致气管软化和呼吸衰竭。

导致出现EPP术后呼吸衰竭的原因非常多元化,包括急性呼吸窘迫综合征(ARDS)、急性肺栓塞、脓胸、支气管胸膜瘘(bronchopleural fistula,BPF)等都会参与呼吸衰竭的发生。明确导致呼吸衰竭的病因,治疗原发病是管理呼吸衰竭的基石。EPP术后ARDS的发生率可以达到3.6％,肺栓塞的发生率可以达到1.5％,脓胸的发生率约达到2.4％,BPF可以达到0.6％。[13]纠正呼吸衰竭的同时需纠正以上病理生理学变化,以免进入恶性循环。

EPP术后呼吸衰竭的管理是全疗程的精细管理。对于ARDS导致的低氧性呼吸衰竭,应再次积极寻找病因,明确肺内因素或者肺外因素导致,脓毒症所致还是医源性因素例如呼吸机相关性肺损伤;在对器官和氧合提供支持的同时从源头解决问题。对于肺栓塞,Lauk等主张术后尽早开始使用预防性肝素治疗,然后在术后6～12周进行预防性或治疗性抗凝治疗。[11]一般来说,胸部手术后肺栓塞的发生率低于骨科和妇科手术,但在EPP因其持续时间长、诱导化疗以及恶性肿瘤的高凝状态有更高的肺栓塞风险[14]。BPF和脓胸常伴随出现,过长的手术时间也会导致脓胸的发生率升高,术后常规应用抗生素是预防脓胸的重要方法,一般认为,抗生素应该应用到术后48 h以上。

EPP术后呼吸衰竭总体治疗原则是：明确病因，呼吸支持，包括保持呼吸道的畅通，纠正缺氧和改善通气。EPP术后需注意及时清理气道内分泌物及异物，预防余肺不张，积极使用支气管扩张药物对抗支气管痉挛；其次需要及时复测血气分析，确定患者呼吸衰竭的类型。对于严重急性低氧性呼吸衰竭，应注意机械通气后关注和预防呼吸机相关性肺损伤(VILI)，滴定最佳呼气末正压(PEEP)，适时采取肺复张改善氧合，根据病情进行液体管理和血管活性药物，必要时采取俯卧位通气。[15]

当患者同时存在呼吸衰竭和血压心排下降，脉搏细速等循环不稳定的状态，且常规机械通气、血管活性药物等支持疗法效果不满意的情况下，可以考虑使用体外膜式氧合(ECMO)，其中VA-ECMO模式可以同时支持心肺功能，是呼吸衰竭的终极支持方式，为患者的恢复争取更多时间。ECMO的应用没有绝对禁忌证，团队的经验和与患者家属的沟通是决定性因素。以合并ARDS的呼吸衰竭为例，满足以下条件之一即可以考虑应用ECMO：$PaO_2/FiO_2 < 50$ mmHg超过3 h，$PaO_2/FiO_2 < 80$ mmHg超过6 h，或动脉血pH<7.25并伴有$PaCO_2 > 60$mmHg超过6 h；对于具有气压伤高风险或有明显CO_2潴留的患者，可采用体外二氧化碳清除术(extracorporeal carbon dioxide removal，$ECCO_2R$)降低平台压和潮气量或CO_2水平，并改善右心功能。[16,17]

（二）全肺切除术后肺水肿

EPP术后急性肺水肿多发生在术后3天内，是一种非心源性肺水肿，难以查找确切的发病原因，全肺切除术后发生率约为4.5%，右全肺切除术后发生率相对于左侧更高，可达到7.1%，可能与右侧肺容积更大，纵隔淋巴结清扫后淋巴回流障碍有关。患者多表现为呼吸困难、咳泡沫样痰，余肺满布湿啰音，尿量可有明显增多，肺动脉压明显升高。全肺切除术后肺水肿(post-pneumonectomy pulmonary edema，PPE)的诊断须建立在无心衰证据的前提下。[18]

由于液体负荷和PPE关系密切，所以保持围术期液体平衡是重要的预防和治疗措施，应维持CI在2.5~3 L/(min·m²)，及时应用利尿剂降低容量负荷，合理控制胶体的输注，避免输注过多胶体；应保持纵隔位置居中，合理控制气道压力和胸膜腔压力。

部分学者认为PPE是ARDS的一种变异状态，呼吸机的使用也可以参照ARDS的通气策略，即使用PEEP和小潮气量策略，其中潮气量应维持在6~8 mL/kg，应用该策略可以使呼吸末肺容量增加，防止肺泡过度扩张，减轻肺损伤和肺泡水肿，减少无效腔和肺内分流，达到改善氧合和肺顺应性的目的。PEEP还可以减少回心血量，更有助于PPE的改善。

（三）心律失常和心功能不全

EPP术后会发生多种心脏并发症，包括心律失常和心功能不全。其中房颤是最常见的并发症，发生率可以达到将近50%，可能和术中对迷走神经刺激、全肺切除后血流动力学改变、炎症反应、氧化应激等相关。[19]β受体阻滞剂是目前欧洲心脏病学会(ESC)/欧洲心胸外科协会(EACTS)指南唯一明确推荐预防术后房颤的药物(ⅠB推荐)。[20]术后房颤的主要治疗方式包括控制心率、恢复窦性节律和抗凝。但目前对于控制心率和转复窦律两种治疗方式的首要地位仍有争议，可能需要根据药物副作用或心率控制的具体情况决定。在控制心率和转复窦性节律疗效相似的情况下,为避免抗心律失常药物本身的副作用,术后房颤的合理治疗顺序应为先控制心率,症状明显或心率难以控制时再考虑转复心律。[21]

EPP术后还可以发生心脏收缩差(2.7%)、心脏压塞(3.6%)、心肌梗死(1.5%)和心脏骤停(3%)。[13]其中心脏收缩力差与心包及膈肌的重建有明确关系,心包重建过于紧密,膈肌补片压迫下腔静脉,右侧EPP术后心脏向右侧偏移等都会导致舒张期心室充盈不足,导致收缩力差,出现持续性低血压。心脏压塞的首要鉴别诊断是心包积液,在EPP术后,由于心包重建的影响,心包补片开窗不足导致心包积液无法引出,引起急性填塞。其次应该考虑心包重建是否过于紧密。唯一的根治性方案是二次手术解除压塞,重建心包。

EPP术后心肌梗死可以通过持续监测心肌酶谱和心电图预测,但需要注意心包炎性改变也会伴随心肌酶的改变和ST段异常,但心肌梗死通常可以在48 h内解决。EPP术后出现心脏骤停和其他手术之后的心脏骤停是完全不同的处理方法,由于一侧肺的切除,纵隔不再居中,常规的胸外按压会比较徒劳,无法通过胸骨和脊椎的挤压维持心排量,需要重新开胸进行心脏按摩,紧急情况下这一抢救步骤可以在监护室进行。

(戴洁)

参考文献

[1] Pass H I, Kranda K, Temeck B K, et al. Surgically debulked malignant pleural mesothelioma: results and prognostic factors[J]. Ann. Surg. Oncol., 1997,4:215-222.

[2] Batirel H F, Metintas M, Caglar H B, et al. Adoption of pleurectomy and decortication for malignant mesothelioma leads to similar survival as extrapleural pneumonectomy [J]. J. Thorac. Cardiovasc. Surg.,2016,151:478-484.

[3] Nakamura A, Hashimoto M, Matsumoto S, et al. Outcomes of conversion to extrapleural pneumonectomy from pleurectomy/decortication for malignant pleural mesothelioma[J]. Semin. Thorac. Cardiovasc. Surg., 2021,33:873-881.

[4] Batirel H F. Extrapleural pneumonectomy (EPP) vs. pleurectomy decortication (P/D)[J]. Ann. Transl. Med.,2017,5:232.

[5] Bertoglio P, Garelli E, Brandolini J, et al. Surgical management and reconstruction of diaphragm, pericardium and chest wall in mesothelioma surgery: a review[J]. J. Clin. Med., 2021,10(11):2330.

[6] 丁嘉安,姜格宁,高文.肺外科学[M].北京:人民卫生出版社,2011.

[7] Elshafiey M, El-Hossieny H, Mourad I.胸腔背阔肌移位术:恶性胸膜间皮瘤患者胸膜外全肺切除术和外放射治疗后为预防支气管胸膜瘘发生的一项可靠技术(英文)[J].中德临床肿瘤学杂志(英文版),2012(7):373-379.

[8] 周源,汪栋,张传生,等.肺癌胸膜全肺切除术的围术期处理[J].临床肿瘤学杂志,2005,10(4):395-398.

[9] Butchart E G, Ashcroft T, Barnsley W C, et al. Pleuropneumonectomy in the management of diffuse malignant mesothelioma of the pleura. Experience with 29 patients[J]. Thorax,1976,31:15-24.

[10] Kaufman A J, Flores R M. Surgical treatment of malignant pleural mesothelioma[J]. Curr. Treat. Options Oncol.,2011,12:201-216.

[11] Lauk O, Hoda M A, de Perrot M, et al. Extrapleural pneumonectomy after induction chemotherapy:

perioperative outcome in 251 mesothelioma patients from three high-volume institutions[J]. Ann. Thorac. Surg., 2014, 98:1748-1754.

[12] Soll C, Hahnloser D, Frauenfelder T, et al. The postpneumonectomy syndrome：clinical presentation and treatment[J]. Eur. J. Cardiothorac. Surg., 2009, 35:319-324.

[13] Sugarbaker D J, Jaklitsch M T, Bueno R, et al. Prevention, early detection, and management of complications after 328 consecutive extrapleural pneumonectomies[J]. J. Thorac. Cardiovasc. Surg., 2004, 128:138-146.

[14] Wang Z, Pei C, Ma L, et al. Acute pulmonary embolism after pneumonectomy[J]. J. Thorac. Dis., 2012, 4:76-82.

[15] 严重急性低氧性呼吸衰竭急诊治疗专家共识组.严重急性低氧性呼吸衰竭急诊治疗专家共识[J].中华急诊医学杂志,2018,27（8）：844-849.

[16] 詹庆元,孙兵,冯莹莹,等.体外膜式氧合治疗成人重症呼吸衰竭推荐意见[J].中华结核和呼吸杂志,2019,42(9):660-684.

[17] Combes A, Hajage D, Capellier G, et al. Extracorporeal membrane oxygenation for severe acute respiratory distress syndrome[J]. N. Engl. J. Med., 2018, 378:1965-1975.

[18] van der Werff Y D, van der Houwen H K, Heijmans P J, et al. Postpneumonectomy pulmonary edema. A retrospective analysis of incidence and possible risk factors[J]. Chest, 1997, 111:1278-1284.

[19] Zaman J A, Harling L, Ashrafian H, et al. Post-operative atrial fibrillation is associated with a pre-existing structural and electrical substrate in human right atrial myocardium[J]. Int. J. Cardiol., 2016, 220:580-588.

[20] Neumann F J, Sousa-Uva M, Ahlsson A, et al. 2018 ESC/EACTS Guidelines on myocardial revascularization[J]. Eur. Heart J., 2019, 40:87-165.

[21] 王小易,赵艳,郑哲.心脏外科术后新发心房颤动的围术期处理[J].中国胸心血管外科临床杂志,2020, 27(6):700-703.

第八章　胸膜间皮瘤的内科治疗

第一节　胸膜间皮瘤的化疗

一、适应证

恶性胸膜间皮瘤(MPM)是一种起源于胸膜间皮组织的罕见恶性肿瘤,组织学亚型主要有上皮样、肉瘤样和双相性三种类型,其中上皮样亚型预后较好。[1]MPM因早期诊断困难,侵袭性极强,缺乏有效的治疗手段,故预后极差,自然生存期不到1年。[2]但是通过根治性切除和规范化疗,仍可以延长部分患者的生存时间。

对于较早期(Ⅰ~Ⅱ期)的上皮样MPM,首选手术治疗,可以采用胸膜切除术/剥脱术或胸膜全肺切除术进行治疗。[3]对于非上皮样亚型患者,以及淋巴结阳性患者建议术后4个周期进行培美曲塞联合铂类(顺铂或卡铂)辅助化疗,术后运用化疗的目的是提高患者生存率和生活质量,同时缓解系统症状。对于Ⅱ~Ⅲ期能耐受手术的患者可化疗作为新辅助治疗方案,新辅助化疗优先推荐培美曲塞联合铂类(顺铂或卡铂),建议3~4个周期。对于ECOG PS评分0~1分,临床分期为ⅢB/Ⅳ期以及无法进行手术切除的患者,化疗是传统的标准一线治疗。

二、临床试验

化疗目前仍是MPM的主要治疗方式。关于化疗方案的选择,也经历了一段较长时期的摸索。早期化疗单药有效率多在10%左右,对生存期无明显改善[4],以至于没有推荐的标准化疗方案。一项在美国东部肿瘤协作组的回顾性临床研究中,共有51名患者接受多柔比星治疗,缓解率为14%。其余蒽环类药物(如表柔比星、米托蒽醌等)的研究结果与多柔比星相似。总体蒽环类药物缓解率不超过15%,中位生存期不超过10.5个月。[5]铂类药物治疗MPM的缓解率为8%~16%,中位生存期为5.0~8.0个月。一项1965—2001年的Meta分析提示顺铂是恶性胸膜间皮瘤最有效的单药之一,其常常作为联合用药。2003年Vogelzang等开展的Ⅲ期临床研究共纳入456例化疗初治MPM患者,随机分为2组,一组接受顺铂

（75 mg/m²）联合培美曲塞（500 mg/m²），另一组接受顺铂及安慰剂，每3周为1个周期。结果显示，联合组患者中位总生存期（OS）和中位无进展生存期（PFS）分别为12.1个月和5.7个月，均长于顺铂单药组患者的9.3个月和3.9个月，此外，联合组患者总缓解率为41.0%也优于顺铂单药组患者的17.0%。[6]由于培美曲塞＋顺铂的临床疗效优于其他单一化疗药物，2004年2月培美曲塞联合顺铂的化疗方案获得美国FDA批准，用于不宜手术切除的MPM一线治疗。MPM具有高度的组织学异质性，不同组织学分型的MPM对化疗的敏感性存在差异，上皮样MPM对化疗相对较敏感，中位总生存期可达13.1个月；而非上皮样MPM则对化疗不敏感，尤其是肉瘤样间皮瘤，中位OS仅约4个月。[7]Ⅱ期CALGB 30901研究显示，培美曲塞维持治疗并不能给患者带来生存获益。

LUME-MesoⅢ期临床研究[8]观察一线抗血管生成酪氨酸激酶抑制剂尼达尼布（nintedanib）联合化疗的疗效，未能改善患者OS。而IFCTGFPC-0701 MAPSⅢ期临床研究[9]显示贝伐珠单抗联合培美曲塞＋顺铂组与单纯化疗组相比，患者中位OS延长2.7个月（18.8个月和16.1个月），该研究奠定了培美曲塞＋顺铂＋贝伐珠单抗方案的一线治疗地位。考虑到贝伐珠单抗很小的生存优势和联合不良反应增加，除中国、美国和法国以外，许多国家并没有用贝伐珠单抗治疗。

多项Ⅲ期临床试验和扩展用药试验显示在PFS和OS方面卡铂与顺铂相似，因此，关于MPM目前的一线化疗，对于体能状态（performance status，PS）评分0～1分患者首选方案包括培美曲塞＋顺铂双药或培美曲塞＋顺铂＋贝伐珠单抗三药，对于PS评分较差、无法耐受顺铂治疗的患者，可使用培美曲塞＋卡铂双药或培美曲塞＋卡铂＋贝伐珠单抗。Ⅱ期临床试验的结果显示吉西他滨＋顺铂也能给患者带来较好的生存改善（9.6～11.2个月），对于不耐受培美曲塞治疗的患者可使用吉西他滨替代。

MS01多中心随机对照研究显示，单药长春瑞滨治疗可用于不耐受铂类的患者。不耐受含铂化疗可以单用培美曲塞。[10]

三、化疗并发症

抗肿瘤药物的毒性反应可分为近期毒性反应和远期毒性反应两大类。远期反应较为常见的有生长迟缓、不育、免疫抑制、肝纤维化、神经损害和诱发第二个原发恶性肿瘤。这些在培美曲塞、铂类治疗中不常见。近期毒性反应一般指发生于给药后4周内所出现的毒性反应，又可分为局部反应和全身反应两大类。局部反应主要为抗肿瘤药物局部渗漏引起组织反应，或坏死，或栓塞性静脉炎，这与一部分抗肿瘤药物的组织刺激性有关。

主要常见的全身反应有：

（一）过敏反应

过敏反应可分为局部和全身两种。局部过敏反应表现为沿静脉出现的风团、荨麻疹或红斑。全身性过敏反应指在用药开始后15 min内出现的症状或体征，可表现为颜面发红、荨麻疹、发绀等；患者可诉有瘙痒、胸闷、恶心、失听、眩晕、寒战、腹痛、排便感、言语困难及焦虑等，需立即停止输液并作出相应处理。培美曲塞、顺铂都较易发生过敏反应。使用培美曲塞之前需预防性使用抗过敏药物(培美曲塞使用前一天、当天和应用后一天,需服用地塞米松 4 mg,一天 2 次),以控制过敏反应和水钠潴留。

(二)造血系统反应

骨髓抑制是化疗最常见也是最严重的毒副作用。抗肿瘤药物引起骨髓抑制的程度与患者个体骨髓贮备能力关系密切。由于半衰期的不同(红细胞半衰期为 120 天、血小板半衰期为 5~7 天、白细胞半衰期为 4~6 h),最初常表现为白细胞下降、中性粒细胞绝对值减少,其次是血小板减少,严重时血红蛋白也降低。

(三)消化系统反应

食欲不振:为化疗最初反应,出现于化疗后 1~2 天,一般无须特殊处理。孕酮类药物有助于改善食欲。

黏膜炎:培美曲塞主要是通过作用于叶酸依赖性代谢途径中的多个辅酶,从而影响肿瘤细胞 DNA 和 RNA 合成,抑制肿瘤细胞恶性增殖。因为机体的正常组织也需要叶酸来维持细胞的结构,对于本身叶酸就很缺乏的患者,使用叶酸拮抗剂会产生明显的毒性作用,如出血及口腔溃疡。但这些副作用可以通过适当补充叶酸和维生素 B_{12} 得到缓解。此外化疗药物使消化道上皮细胞更新受到抑制,可使从口腔到肛门的整个消化道黏膜变薄,易于产生继发感染,如口角炎、舌炎、肠炎、直肠炎等。

腹泻:培美曲塞等抗代谢化疗药物易引起腹泻。

恶心呕吐:顺铂较易引起明显的恶心和呕吐,其神经毒性有可能导致便秘。

(四)皮肤及附属器

色素过度沉着:许多药物可引起皮肤颜色变深,部分也由于对阳光敏感所致。外出时可戴帽子和手套,撑遮阳伞,穿长袖衣裤以避免紫外线直接照射皮肤。

皮疹:抗肿瘤药物有时也可发生药疹,停药后大都能消失。培美曲赛使用前一天、当天和使用后一天,需服用地塞米松 4 mg,一天 2 次,以防止皮肤反应。阳光照射可加重皮疹,应避免。

(五)泌尿系统反应

泌尿系统的影响主要是肾损害。顺铂主要是预防肾损害的发生,每次用药前需监测肾功能水平,当肌酐清除率小于 60 mL/min 时应给予减量 25%,小于 30 mL/min 时应停止用药。顺铂的用量较大,要采用水化、利尿措施以保护肾功能。

(六)神经系统反应

顺铂可引起耳鸣和高频听力减退,发生率高达 11%,严重者可致耳聋。顺铂神经毒性的治疗方法为停止用药。

第二节 胸膜间皮瘤的免疫治疗

一、适应证

对于不可手术切除的MPM患者,化疗是传统的标准一线治疗。近年来免疫治疗在MPM的探索和应用中获得显著发展,针对MPM的免疫治疗主要通过阻断抑制性检查点受体的单克隆抗体,即程序性死亡受体1(programmed death 1,PD-1)/程序性死亡-配体1(programmed death ligand 1,PD-L1)及细胞毒性T淋巴细胞相关蛋白4(cytotoxic T-lymphocyte antigen 4,CTLA-4),从而激活免疫系统,引发有效的肿瘤特异性免疫反应。联合抗CTLA-4单抗和抗PD-L1单抗的CheckMate 743研究显著改善患者生存预后,延长患者生存期,因而2020年10月,FDA批准对于未经治疗、不可手术切除的MPM患者,可以选择纳武利尤单抗+伊匹单抗双免疫联合治疗作为首选方案。双免疫联合治疗是继含铂化疗方案后唯一获批的MPM一线治疗方案,其获批的关键研究为CheckMate 743研究,这也意味着自2003年以来MPM患者终于迎来新的治疗方案。

免疫治疗不同于化疗,通过激活人体免疫系统来抗击肿瘤,由于增加的免疫活性,因此某些特殊人群存在潜在的免疫检查点抑制剂(immune checkpoint inhibitor,ICI)相关的毒性或其他非预期的毒性风险,比如自身免疫性疾病患者、接受造血干细胞或器官移植的患者、艾滋病病毒携带者,妊娠期患者,临床医师必须在治疗前与患者及其家属充分沟通,权衡利弊,告知潜在的毒性风险,谨慎选择ICI治疗。

二、临床试验

免疫治疗作为肿瘤治疗研究中的热点,也在MPM的治疗方面做了一系列探索,以PD-1/PD-L1、CTLA4为代表的免疫检查点抑制剂,正在开展多项MPM治疗上的研究。

PD-1是一种重要的免疫抑制分子,与PD-L1结合后可下调T细胞的激活,而PD-1/PD-L1抑制剂可恢复现有的T细胞抗肿瘤功能。KEYNOTE-028研究[11]首次对pembrolizumab单药治疗进行了评估,该研究纳入25例PD-L1表达阳性(TPS≥1%)的患者,疗效数据显示客观缓解率(objective response rate,ORR)为20%,疾病控制率(disease control rate,DCR)为72%,中位生存期(median overall survival,mOS)和中位无进展生存期(median progression-free survival,mPFS)分别为18个月和5.4个月,结果令人鼓舞。Ⅲ期随机试验PROMISE-meso比较了pembrolizumab与吉西他滨或长春瑞滨单药化疗作为二线治疗的疗效。尽管pembrolizumab的ORR为22%,化疗组为6%,但pembrolizumab的mPFS为2.5个月,化疗组为3.4个月,未能显示出PD-1治疗的优越性。[12]CONFIRM研究是首项探索纳武利尤单抗治疗复发性恶性间皮瘤(95%为MPM)患者的Ⅲ期临床研究,纳入既往接受过至少一种治疗、不可切除、组织学证实转移性间皮瘤的成年患者,2:1随机分配至纳武利尤单抗组($n=221$)或安慰剂组($n=111$)。与安慰剂相比,纳武利尤单抗显著改善了复发恶性间皮瘤患者的OS(9.2个月和6.6个月;$HR=0.72$,$P=0.018$)。[13]NivoMes试验[14]表明了PD-L1表达与ICI治疗反应率之间无明显相关性。PD-1免疫检查点的阻断显示了临床相关的单药活性,使ICI成为一种可行的治疗策略。

CTLA-4是在T细胞上表达的一种共抑制受体,通过竞争性结合CD80(B7-1)和CD86(B7-2)配体,可下调T细胞活化的幅度。阻断CTLA-4可使CD4$^+$T细胞活性增强以及抑制调节性T细胞免疫反应,诱导抗肿瘤免疫力。大样本量多中心随机双盲对照ⅡB期试验DETERMIE,入组569例复发性MPM患者,分别给予替西木单抗(tremelimumab)单药治疗或安慰剂治疗,但这项研究未达到OS的研究终点,且结果显示免疫治疗组与安慰剂组之间无明显的生存效益改善(mOS 7.7个月和7.3个月,$P=0.41$)。[15]

CTLA-4抑制剂可诱导T细胞增殖和产生新的抗肿瘤T细胞反应,PD-1/PD-L1抑制剂可恢复现有的T细胞抗肿瘤功能,CTLA-4和PD-1/PD-L1分别参与了T淋巴细胞激活的不同阶段,因此ICI的组合可能会增强其抗肿瘤作用,那么是否可以通过联合免疫治疗的方法实现1+1>2的疗效? INITIATE研究[16]是一项单臂、Ⅱ期临床试验,入组接受过至少一种铂类化疗后疾病进展的MPM患者,给予纳武利尤单抗+伊匹木单抗治疗,研究结果显示用药12周后DCR为68%(23/34),29%(10例)的患者达部分缓解,38%(13例)的患者为疾病稳定。然而,很大一部分患者(94%)经历了免疫相关不良反应(immune-related adverse events, irAEs),其中3级不良反应的发生率为34%,23%的患者需要全身性皮质类固醇治疗。IFCT-1501 MAPS2是一项多中心、随机、非比较Ⅱ期研究[17],比较纳武利尤单抗联合伊匹木单抗和纳武利尤单抗单药二线治疗MPM的疗效和安全性。两组患者的DCR分别为52%和40%,ORR分别为28%和19%,mOS分别为15.9个月和11.9个月,PD-L1高表达与总体反应率呈正相关,尤其以PD-L1表达≥25%显著。双免疫联用可提高疗效,但也增加了不良反应的发生率,联合用药组3~4级不良事件发生率明显高于单药组(分别为26%和14%)。NIBIT-MESO-1试验[18]是度伐利尤单抗联合tremelimumab的研究,ORR为28%,DCR为65%,mOS为16.6个月,17.5%的患者出现了3~4级与治疗相关的副作用,不良事件较MAPS-2研究少。

几项临床试验研究了MPM中ICI联合治疗的可能性。为进一步提高MPM患者对ICI治疗的应答率,将ICI移至一线治疗,并与不同靶点ICI组合,或将其与化学疗法相结合,从而更有效地恢复免疫系统活力。CheckMate 743研究[19]首次证实了双免疫联合治疗[细胞程序性死亡因子-1(PD-1)抗体纳武利尤单抗和细胞毒性T淋巴细胞相关抗原4(CTLA-4)抗体伊匹木单抗]方案相比化疗能够改善不可切除MPM患者的OS,中位随访29.7个月的数据显示,一线双免疫联合治疗组患者的OS较化疗组显著改善(18.1个月和14.1个月;$HR=0.74$,$P=0.002$),两组患者的2年总生存率分别为41%和27%。无论MPM组织学分型以及PD-L1表达水平如何,双免疫治疗组均有生存获益。值得注意的是,该方案耐受性良好,使很多不能耐受化疗的患者有了新选择。因此2020年10月,双免疫联合治疗(纳武利尤单抗+伊匹木单抗方案)经FDA获批上市并成为MPM新的一线治疗标准方案。2021年6月,纳武利尤单抗+伊匹木单抗的这一适应证在我国获批。

目前,多项ICI联合化疗的临床研究正在进行或等待评估。多中心、单臂、Ⅱ期的

DREAM研究是PD-L1抑制剂度伐利尤单抗联合含铂化疗一线治疗MPM的首次尝试,旨在评估该方案一线治疗的疗效、安全性和耐受性,该研究共纳入了54例不分组织学亚型的MPM患者,要求既往未接受过放疗,ECOG PS评分为0～1分,使用度伐利尤单抗＋培美曲塞＋顺铂治疗,随后用度伐利尤单抗维持,最长可使用12个月,研究的主要终点为6个月的PFS率,为57%,PR率为48%。相比于单纯化疗中位总生存时间12.1个月,化疗联合免疫方案组达20.4个月,且不良反应可耐受。基于本研究的生存获益,国际、开放标签、3期试验DREAM3R(NCT04334759)被启动,以比较在标准铂类疗法中添加度伐利尤单抗与标准铂类疗法在未接受化疗的间皮瘤患者中的效果。目前在开展的BEATMeso(NCT03762018)Ⅲ期和加拿大癌症试验组Ⅱ期前瞻性临床研究(NCT02784171)分别在探索化疗联合阿替利珠单抗和贝伐珠单抗、化疗联合帕博利珠单抗的方案组合的安全性和有效性。未来MPM一线治疗格局有可能再次改变,期待后续研究结果公布。

三、并发症

免疫检查点抑制剂(ICI)在阻断T细胞负性调控信号、增强免疫系统抗肿瘤作用的同时,也可能引起正常免疫反应的过度激活,导致免疫系统耐受失衡,从而出现免疫相关不良反应(irAEs)。ICI几乎可以影响全身各个器官,例如眼、呼吸道、心血管、消化道、肝脏、内分泌、生殖、皮肤、神经、血液、骨骼肌肉等,引起一系列irAEs[20],常见的irAEs有皮疹、结肠炎、肺炎、垂体炎、甲状腺炎等。大多数irAEs是轻至中度的,偶尔会发生危及生命的irAEs。心血管、血液、肾脏、神经和眼部副作用也可发生,但相对少见。双免疫方案治疗的总体不良反应发生率和3/4级不良反应发生率低于化疗组。

主要常见的irAEs有:

(一)免疫相关性肺炎

免疫相关性肺炎是一种罕见但有致命威胁的严重不良事件。临床研究的数据显示,接受PD-1/PD-L1抑制剂单药治疗的患者,肺炎发生率小于5%,3级以上的肺炎发生率为0%～1.5%,由于肺炎导致治疗中断的发生率为0.2%～4%。与PD-1/PD-L1抑制剂相比,接受CTLA-4抑制剂单药治疗的患者免疫相关性肺炎发生率较低,在1%左右。[21]但PD-1/PD-L1抑制剂联合CTLA-4抑制剂免疫相关性肺炎的发生率较PD-1/PD-L1更高。免疫相关性肺炎可能发生在治疗的任何阶段,其中位发生时间在2.8个月左右,与其他irAEs相比,肺炎发生的时间相对较晚,而联合治疗的患者肺炎发病时间较早。

(二)免疫相关性皮肤毒性

皮肤不良事件是CTLA-4和PD-1抑制剂导致的最常见的不良事件,包括皮疹、瘙痒。

从现有临床研究结果看,在接受伊匹木单抗治疗的患者中皮疹发生率为43%～45%,在接受纳武利尤单抗患者中发生率为34%～40%,但3～4级皮疹少见。CTLA-4抑制剂联合PD-1抑制剂治疗时,皮疹发生率显著升高。瘙痒症状在伊匹木单抗、PD-1抑制剂和联合使用时的发生率分别为25%～35%、13%～20%、33%。3～4级发生率＜2.5%。[22]

（三）免疫相关性内分泌毒性

免疫相关内分泌毒性主要包括甲状腺功能异常和急性垂体炎。甲状腺功能异常主要是甲状腺功能减退、甲状腺功能亢进和甲状腺炎等。急性垂体炎导致垂体功能减低,包括中枢性甲状腺功能减退、中枢性肾上腺功能不足和低促性腺激素引起的性腺功能减退症等。ICI引起的甲状腺功能异常很少超过2级,通过及时检查以及对症或替代治疗,极少引起致死性甲状腺危象。伊匹木单抗治疗患者更易出现免疫性垂体炎,发生率为0%～17%,PD-1抑制剂治疗患者则较为罕见(<1%)。[23]武单抗和伊匹木单抗联合治疗时,下垂体炎的发生率约为8%。

（四）免疫相关性消化道毒性

胃肠毒性主要表现为腹泻和结肠炎。消化道毒性通常是CTLA-4抑制剂最常见和最严重的毒性之一,发生风险远远高于PD-1/PD-L1抑制剂,并且可发生于治疗过程中的任意时间,甚至治疗结束后数月,需要特别引起重视。因此免疫治疗过程中发生腹痛、腹泻等症状的患者要警惕免疫相关性胃肠毒性的可能性。对于严重腹泻或持续的2级及以上的腹泻患者推荐弯曲乙状结肠镜或结肠镜检查以进一步明确诊断。ICI结肠炎发生的部位报道不一,有研究报道结肠各部位均可累及,还有一些研究报道降结肠最易受累。CTLA-4抑制剂肠炎发生率为8%～22%,PD-1/PD-L1抑制剂肠炎的发生率远低于CTLA-4抑制剂,3/4级为1%～2%。

（五）免疫相关性肝脏毒性

肝脏毒性主要表现为谷丙转氨酶(ALT)和/或谷草转氨酶(AST)升高,伴或不伴有胆红素升高,一般无特征性的临床表现。CTLA-4抑制剂出现AST/ALT升高的发生率在10%以内,PD-L1/PD-1抑制剂发生率约为5%,3～4级ALT/AST升高发生率为1%～2%。ICI相关的肝脏损伤预后相对较好,较少发生肝衰竭和死亡。大多数患者在1～3个月恢复至基线肝功能状态。当发生ICI相关肝脏毒性,ALT/AST升高超过基线50%,并持续1周以上,须永久停止ICI治疗。

对不可手术切除的胸膜间皮瘤患者初次治疗见表8.1。

表8.1 对不可手术切除的胸膜间皮瘤患者初始治疗

分层	一级推荐	二级推荐
PS 0～2分	培美曲塞联合铂类	肿瘤电场治疗(TTFields)联合化疗(培美曲塞＋铂类)
	培美曲塞联合铂类以及贝伐珠单抗	吉西他滨联合顺铂(不耐受培美曲塞)
	纳武利尤单抗联合伊匹木单抗(肉瘤型优先推荐)	长春瑞滨(不耐受培美曲塞)
PS 3～4分	最佳支持治疗	

第三节 胸膜间皮瘤的后线治疗

一、化疗

大多数患者经过一线化疗后会出现疾病复发或进展，关于二线治疗选择，传统的推荐方案是更改化疗方案。对既往未接受含培美曲塞方案化疗的患者，推荐培美曲塞化疗。患者一线含培美曲塞方案化疗后无进展生存≥6个月，尤其是年轻、健康状态良好的患者，也可再次考虑包含培美曲塞的化疗方案。[24,25]一项研究旨在评估二线吉西他滨化疗方案对接受一线培美曲塞治疗方案的MPM患者中位总生存时间的有效性。根据其研究结果，可以考虑将基于吉西他滨作为培美曲塞加铂治疗MPM患者后二线化疗。[10,26]一线含培美曲塞化疗失败的MPM患者或许可从长春瑞滨中获益。联合治疗在二线治疗中也取得了良好效果，如吉西他滨联合长春瑞滨、吉西他滨联合表柔比星、伊立替康和顺铂联合丝裂霉素。但这些联合治疗，尤其是在体弱和老年患者的治疗中受到相关毒性影响。此外，患者一线含培美曲塞方案化疗后进展患者，也可以考虑患者参加临床试验。RAMES研究[27]是一项多中心、双盲、随机的Ⅱ期试验，探索MPM患者在接受培美曲塞联合铂类方案后，单独应用雷莫芦单抗或联合应用吉西他滨作为MPM患者二线治疗的有效性和安全性。该研究结果显示，吉西他滨联合雷莫芦单抗可以显著改善OS（13.8个月和7.5个月），而不论患者的年龄、肿瘤组织学类型和一线治疗后的疾病进展时间。在晚期MPM患者的二线治疗中，吉西他滨联合雷莫芦单抗是一种可行的治疗方案。

二、免疫治疗

基于KEYNOTE-028研究、CONFIRM研究、IFCT-1501 MAPS2研究以及INITIATE研究（前文已描述），后线ICI治疗可以给一部分间皮瘤患者带来生存获益，因此多个免疫治疗方案也可作为二线优选方案，包括纳武利尤单抗单药[28,29]或联合伊匹木单抗[10]，以及帕博利珠单抗单药。[10]

ARCS-M是随机、开放标签的2期研究[30]，目的是在一线铂类和培美曲塞化疗联合或不联合贝伐珠单抗治疗后进展的、不可切除的局部晚期或转移性、间皮素过表达的胸膜间皮瘤成人患者中，比较抗体-药物偶联物anetumab ravtansine与长春瑞滨的疗效，主要研究重点是根据盲态中心影像学审查的PFS，anetumab ravtansine组及长春瑞滨组中位PFS分别为4.3个月和4.5个月，anetumab ravtansine显示出可控的安全性，但疗效并不优于长春瑞滨，需要进一步的研究来确定其在复发性间皮素阳性MPM的积极治疗。

三、细胞治疗

树突状细胞(dendritic cell,DC)治疗是通过将自体 DC 暴露于肿瘤溶解物,并使用这些抗原呈递细胞对目标癌细胞产生细胞毒性 T 细胞反应。2010 年,Hegmans 及其同事进行了第一个 MPM 的 DC 疗法,入组患者接受了三种之前暴露于自体肿瘤裂解液的成熟 DC 免疫接种。共入组 10 例患者,其中 3 例疗效评估为部分缓解,1 例评估为疾病稳定,并且耐受性良好。2015 年进行的 DC 免疫治疗联合环磷酰胺的相关研究结果显示,共入组 10 例患者,其中有 8 例得到疾病控制,7 例患者存活 2 年以上。2018 年进行的另一项临床研究结果显示 9 例 MPM 患者接受异基因肿瘤裂解液致敏的 DC 治疗,中位 PFS 为 8.8 个月,OS 接近 2 年。DENIM 试验是一项多中心 Ⅱ/Ⅲ 期研究,将比较同种异体肿瘤裂解物致敏 DC 作为一线化疗后与单独化疗后的维持治疗,同时分析安全性和耐受性,期待后续研究结果公布。

CAR-T 细胞是指嵌合抗原受体(CAR)的 T 细胞,通过基因转导使 T 淋巴细胞表达特定的 CAR,构建特异性 CAR-T 细胞,从而特异性识别靶抗原,杀伤靶细胞。尽管已经有 ALPPL2、ErbB2、met、5T4、CSPG4 等多个 CAR-T 细胞靶点,但大多数临床试验都集中于靶向间皮素。Adusumilli 等学者进行了一项剂量递增、单中心、首次在人体 Ⅰ 期临床研究,18 例 MPM 患者在胸膜内注射间皮素靶向 CAR-T 细胞,注入患者体内几周后,再次注射了检查点抑制剂药物帕博利珠单抗,结果显示,从输注开始患者的中位生存期为 23.9 个月,而使用目前的标准治疗方法为 18 个月,且 83% 的参与者至少活了一年。Ⅰ 期试验初步显示出了强大的抗癌活性,并且没有出现 CAR-T 相关的副作用,CAR-T 有望成为 MPM 和其他恶性肿瘤的一种新的治疗选择。除了间皮素,成纤维细胞激活蛋白(FAP)作为过继性 T 细胞治疗方式的靶点也很有前途,目前已进入临床试验。

分离自体肿瘤浸润淋巴细胞(TILs),并在体外扩增,然后在化疗后将其注射回患者,是另一种通过避免 CD8+ T 细胞耗竭来增强免疫反应的方法。主要证据来源于黑色素瘤,自体 TIL 可能在 ICI 治疗失败的患者中发挥作用,一项过继细胞治疗的 Ⅱ 期研究(NCT03935893)正在招募患者,旨在评估其在包括 MPM 在内的实体肿瘤中的疗效和安全性。

四、溶瘤病毒

溶瘤病毒(oncolytic virus,OVs)是一种依赖肿瘤细胞特异性基因突变及代谢途径,能够选择性在肿瘤细胞内复制的天然或重组缺陷型病毒,其在宿主肿瘤细胞内的复制可引起细胞死亡并释放出肿瘤抗原,继而诱发出机体抗肿瘤免疫反应。[31]OVs 是一种新型的抗肿瘤治疗策略,尤其对于 MPM,由于胸腔注射的可操作性,使溶瘤病毒治疗 MPM 展现出了应用前景。一项 Ⅰ/Ⅱa 期通过胸膜置留管注射 HSV1716 治疗恶性胸膜间皮瘤的临床试验,共入组 13 例患者,每周接受 1、2 或者 4 剂 HSV1716,7 例患者胸腔积液中出现病毒复制,有效性方面没有患者出现疾病缓解,但有 50% 的患者在第 8 周达到疾病稳定(stable disease,SD)。安全性方面治疗相关的不良反应有发热(31%)、流感样症状(23%)、疲劳/嗜睡(31%)、咳嗽

（23%）和便秘（23%），未出现剂量限制性毒性（DLT）。发生1例3级严重不良事件，为胸膜感染，是由胸膜置留管感染引起的。腔内注射由于给药方式本身的特点，吸收速度比静脉注射慢，且胸腔注射需要置留管，易发生感染。由于溶瘤病毒类药物腔内给药的临床试验入组人数均较少，安全性和疗效还需大规模临床试验进一步确证。

HSV1716是一种溶瘤性单纯疱疹病毒，在Ⅰ/Ⅱa期试验中，有一半MPM患者在治疗8周后处于疾病稳定状态，且安全性良好，仅有轻度不良反应（adverse events，AEs），主要是疲劳和发热。[32]一项评估溶瘤细胞麻疹病毒MV-NIS剂量和安全性的Ⅰ期试验（NCT01503177）结果显示，在12例入组患者中，67%患者处于疾病稳定状态。[33]ONCOS-102是一种经基因修饰的溶瘤腺病毒，一项探索性1/2期临床试验旨在评估ONCOS-102＋标准疗法对比单独标准疗法用于一线或一线后治疗恶性胸膜间皮瘤的安全性和临床疗效差异。该试验共纳入31名MPM患者，其中20名患者接受了ONCOS-102＋标准疗法，11名患者仅接受了标准疗法。随访30个月，结果显示8名随机接受ONCOS-102＋标准疗法一线治疗的患者mOS达到25.0个月，显著优于6名接受单独标准疗法一线治疗的患者所达到的13.5个月。此外，还有多项针对腺病毒IFN-α-2b、合成dsRNA病毒模拟物的研究在研，期待后续结果公布。

五、肿瘤疫苗

肿瘤疫苗的原理是通过激活和/或增强适应性免疫反应，利用肿瘤细胞或肿瘤抗原物质诱导机体的特异性细胞免疫和体液免疫反应，增强机体的抗癌能力，以实现有意义的肿瘤抑制。肿瘤疫苗已被认为是一种有希望的抗肿瘤策略。与正常组织不同，WT1蛋白在MPM中过表达，可引起异源性反应的合成免疫原性多肽已经被开发出来，并正在作为癌症的治疗选择进行研究。[34]在一项随机、双盲、对照Ⅱ期试验（（NCT01265433）中，入组41例先前接受过包括标准化疗和手术的MPM患者，随机分配接受GM-CSF加疫苗佐剂montanide，加入或不加入galinpepimut S（一种WT1肽基疫苗，它由与WT1蛋白相似的分子制成）。1年后，疫苗组和对照组的PFS率分别为45%和33%，中位PFS分别为10.1个月和7.4个月，中位OS分别为22.8个月和18.3个月。目前，该疫苗与nivolumab联合治疗的研究正在进行（NCT04040231）。

对不可手术切除的胸膜间皮瘤患者二线治疗见表8.2。

表8.2　对不可手术切除的胸膜间皮瘤患者二线治疗

分层	一级推荐	二级推荐
PS 0～2分	纳武利尤单抗＋伊匹木单抗,纳武利尤单抗单药,帕博利珠单抗单药（一线治疗未使用免疫治疗）培美曲塞（一线治疗未使用培美曲塞）	
PS 3～4分	吉西他滨、长期瑞滨最佳支持治疗	

（吴凤英）

参考文献

[1] Cukic V, Ustamujic A, Lovre V, et al. Malignant pleural mesothelioma treated in clinic for pulmonary diseases and tuberculosis "podhrastovi" in ten-year period (podhrastovi) [J]. Bosn. J. Basic. Med. Sci., 2008,8(4):361-366.

[2] Yoshio I, Yamaguchil M, Yokamoto T, et al. Multimodal treatment for respectable epithelial malignant pleural surgical[J]. Oncology, 2004, 2(5):11.

[3] 陈香,张亚杰,李鹤成.NCCN恶性胸膜间皮瘤临床实践指南2020年第1版更新解读[J].中国胸心血管外科临床杂志, 2020,27(4): 408-410.

[4] Mott F E. Mesothelioma: a review[J]. Ochsner. J., 2012, 12(1):70-79.

[5] Kosty M P, Herndon J E, Vogelzang N J, et al. High-dose doxorubicin, dexrazoxane, and GM-CSF in malignant mesothelioma:a phase Ⅱ study-cancer and leukemia group B 9631[J]. Lung Cancer,2001, 34(2):289-295.

[6] Vogelzang N J, Rusthoven J J, Symanowski J, et al. Phase Ⅲ study of pemetrexed in combination with cisplatin versus cisplatinalone in patients with malignant pleural mesothelioma[J]. J. Clin. Oncol., 2003,21(14):2636-2644.

[7] Bibby A C, Tsim S, Kanellakis N, et al. Malignant pleural mesothelioma:an update on investigation, diagnosis and treatment[J]. Eur. Respir. Rev.,2016,25(142):472-486.

[8] Scagliotti G V, Gaafar R, Nowak A K, et al. LUME-Meso: design and rationale of the phase Ⅲ part of a placebo-controlled study of nintedanib and pemetrexed/cisplatin followed by maintenance nintedanib in patients with unresectable malignant pleural mesothelioma [J]. Clinical Lung Cancer, 2017, 18 (5):589-593.

[9] Psallidas I .Zalcman G, et al.French Cooperative Thoracic Intergroup (IFCT). Bevacizumab for newly diagnosed pleural mesothelioma in the Mesothelioma Avastin Cisplatin Pemetrexed Study (MAPS): A randomised, controlled, open-label, phase 3 trial. Lancet (16) [J]. American journal of respiratory and critical care medicine, 2017(3):196.

[10] NCCN.NCCN clinical practice guidelines in oncology(NCCN guidelines):malignant pleural mesothelioma[EB/OL].https://www.nccn.org/patientresources/patient-resources/guidelines-for-patients,2020.

[11] Alley E W, Lopez J, Santoro A, et al.Clinical safety and activity of pembrolizumab in patients with malignant pleural mesothelioma (KEYNOTE-028): preliminary results from a non-randomised, open-label, phase Ⅰb trial[J]. The Lancet Oncology, 2017, 18(5):623-630.

[12] Giuseppe L B, Alfredo A, Panagiota Z, et al. A prognostic score for patients with malignant pleural mesothelioma (MPM) receiving second-line immunotherapy or chemotherapy in the ETOP 9-15 PROMISE-meso phase Ⅲ trial[J]. Lung Cancer,2022,169:77-83.

[13] Fennell D, Ottensmeier C, Califano R, et al. Nivolumab versus placebo in relapsed malignant mesothelioma: The CONFIRM phase 3 trial [J]. Journal of Thoracic Oncology, 2021, 16(3):S62.

[14] Mankor J M, Disselhorst M J, Poncin M, et al. Efficacy of nivolumab and ipilimumab in patients with malignant pleural mesothelioma is related to a subtype of effector memory cytotoxic T cells: translational evidence from two clinical trials [J]. EBioMedicine,2020,62:103040.

[15] Maio M, Scherpereel A, Calabrò L, et al. Tremelimumab as secondline or third-line treatment in

relapsed malignant mesothelioma (DETERMINE)：A multicentre, international, randomised, double-blind, placebo-controlled phase 2b trial[J]. Lancet Oncol., 2017,18(9)：1261-1273.

[16] Disselhorst M J, Quispel-Janssen J, Lalezari F, et al. Ipilimumab and nivolumab in the treatment of recurrent malignant pleural mesothelioma (INITIATE)：results of a prospective, single-arm, phase 2 trial[J]. Lancet Respir. Med., 2019, 7(3)：260-270.

[17] Scherpereel A, Mazieres J, Greillier L, et al. Nivolumab or nivolumab plus ipilimumab in patients with relapsed malignant pleural mesothelioma (IFCT - 1501 MAPS2)：a multicentre, open-label, randomised, non - comparative, phase 2 trial (vol 20, pg 239, 2019) [J]. The lancet oncology, 2019(3)：20.

[18] Calabrò L, Rossi G, Morra A, et al. Tremelimumab plus durvalumab retreatment and 4-year outcomes in patients with mesothelioma：a follow-up of the open label, non-randomised, phase 2 NIBIT-MESO-1 study[J]. Lancet Respir. Med., 2021,9(9)：969-976.

[19] Baas P, Scherpereel A, Nowak A K, et al. First line nivolumab plus ipilimumab in unresectable malignant pleural mesothelioma (CheckMate 743)：a multicentre, randomised, open label, phase 3 trial[J]. Lancet, 2021, 397(10272)：375-386.

[20] Champiat S, Lambotte O, Barreau E, et al. Management of immune checkpoint blockade dysimmune toxicities：a collaborative position paper[J]. Ann. Oncol.,2016.27(4)：559-574.

[21] Chan K K,Bass A R. Autoimmune complications of immunotherapy：pathophysiology and management [J]. BMJ,2020,369：736.

[22] Robert C, Schachter J, Long G, et al. Pembrolizumab versus ipilimumab in advanced melanoma[J]. N. Engl. J. Med.,2015,372(26)：2521-2532.

[23] Boutros C, Tarhini A, Routier E, et al. Safety profiles of anti-CTLA-4 and anti-PD-1 antibodies alone and in combination[J]. Nature Reviews Clinical Oncology,2016,13(8)：473-486.

[24] Ceresoli G L, Zucali P A, de Vincenzo F, et al. Retreatment with pemetrexedbased chemotherapy in patients with malignant pleural mesothelioma[J]. Lung Cancer,2011,72：73-77.

[25] Bearz A, Talamini R, Rossoni G, et al. Re-challenge with pemetrexed in advanced mesothelioma：a multi-institutional experience[J]. BMC Res. Notes,2012,3(5)：482.

[26] Manegold C, Symanowski J, Gatzemeier U, et al. Second-line (poststudy) chemotherapy received by patients treated in the phase Ⅲ trial of pemetrexed plus cisplatin versus cisplatin alone in malignant pleural mesothelioma[J]. Ann. Oncol.,2005,16：923-927.

[27] Pagano M, Ceresoli G L, Zucali P A, et al. Randomized phase Ⅱ study on gemcitabine with or without ramucirumab as second-line treatment for advanced malignant pleural mesothelioma (MPM)：results of italian rames study[J]. Journal of Clinical Oncology, 2020, 38(15_suppl)：9004.

[28] Scherpereel A,Mazieres J,Greillier L, et al. Nivolumab or nivolumab plus ipilimumab in patients with relapsed malignant pleural mesothelioma(IFCT-1501 MAPS2)：a multicentre,open-label,randomised, non-comparative,phase 2 trial[J]. Lancet Oncol.,2019,20(2)：239-253.

[29] Disselhorst M J, Quispel-Janssen J, Lalezari F, et al. Ipilimumab and nivolumab in the treatment of recurrent malignant pleural mesothelioma (INITIATE)：results of a prospective, single-arm, phase 2 trial[J]. The Lancet Respiratory Medicine, 2019, 7(3)：260-270.

[30] Kindler H L, Novello S, Bearz A, et al. Anetumab ravtansine versus vinorelbine in patients with relapsed, mesothelin-positive malignant pleural mesothelioma (ARCS-M)：a randomised, open-label phase 2 trial[J]. The lancet oncology, 2022,23(4)：540-552.

[31] Adusumilli P S, Chan M K, Chun Y S, et al. Cisplatin-induced GADD34 upregulation potentiates oncolytic viral therapy in the treatment of malignant pleural mesothelioma [J]. Cancer Biol. Ther., 2006, 5(1): 48-53.

[32] Sarah J D, Joe C, John G E, Oncolytic herpesvirus therapy for mesothelioma-A phase Ⅰ/Ⅱ a trial of intrapleural administration of HSV1716[J]. Lung Cancer, 2020, 150: 145-151.

[33] Peikert T, Mandrekar S, Mansfield A, et al. Intrapleural modified vaccine strain measles virus therapy for patients with malignant pleural mesothelioma[J]. J. Thorac. Oncol., 2017, 12: S296.

[34] Zauderer M G, Tsao A S, Dao T, et al. A randomized phase Ⅱ trial of adjuvant galinpepimut-S, WT-1 analogue peptide vaccine, after multimodality therapy for patients with malignant pleural mesothelioma [J]. Clin. Cancer Res., 2017, 23: 7483-7489.

第九章　恶性胸膜间皮瘤的放射治疗

恶性胸膜间皮瘤（malignant pleural mesothelioma，MPM）生长位置的独特性，使肿瘤易累及周围组织和器官，根治性手术切除困难，需要包括放疗在内等进行手术后的辅助治疗。从临床结果和基础研究中发现，胸膜间皮瘤对放射线并不抗拒，但单纯放射治疗疗效差的主要原因与胸膜的特殊结构和在胸膜弥漫生长有关。当照射胸膜病变时，不易避开肺组织、纵隔器官和肝脏，特别是肺组织，使得放疗剂量不能更好地提升，从而影响放射治疗的效果。

在二维放疗时代，因 MPM 本身的放疗靶区大而正常组织没有得到很好的保护而导致放疗的效果不令人满意。在1984年，Law[1] 报道了一组综合治疗（52例）和最好支持治疗（64例）的结果，2年生存率分别为33%，并没有发现疗效的不同。在放射治疗的12名患者中，有3例用了旋转治疗，剂量为50～55 Gy，1例有气短、胸腔积液和疼痛并发症存活4年，另2例胸内复发。1988年，Alberts[2] 也报道了他们的二维放疗时代的治疗结果，在给予放疗、化疗或两者结合治疗，中位生存时间为9.6月。而在放疗加阿霉素的亚组中位时间达23个月。由于治疗方式、病情和放疗设野与剂量的明显不一，要比较疗效或评价哪种治疗效果好是困难的。

但也有研究显示，给予穿刺部位、手术引流口或胸腔镜的切口的放射治疗，可以明显减少肿瘤的局部复发或局部种植。1995年，Boutin[3] 报道用12～15 MeV 电子线照射21 Gy/3次，在24例中未发生肿瘤种植，而没有进行照射者高达61%。2004年，Cellrein[4] 也报道了相似结果，在33例给予预防性放疗的病人中有7例复发（21%），其中在治疗部位复发者仅为4例；而在25例观察者中，有12例复发（48%）。以上结果显示放射治疗对疗效改善的作用和胸膜间皮瘤对放射线的敏感性，也说明即使在完全切除的病人也应给予选择性的局部放射治疗。

大部分患者进行胸膜剥脱术有可能会有肿瘤残留，其残留部位多为脏层胸膜、膈肌、纵隔和胸壁；尽管胸膜外全肺切除术（EPP）能更广泛地切除肿瘤，如果不进行辅助治疗，胸腔内复发仍是主要失败原因。因此，术后辅助治疗是非常必要的。尽管没有术后随机分组研究结果，但放射治疗作为综合治疗的一部分，在改善疗效方面发挥了重要作用。

1991年，Rusch[5] 报道单纯胸膜全肺切除术后的中位存活时间仅为10个月，而给予多种方案的综合治疗后，疗效有所改善，中位生存时间为33.8月（Ⅰ期和Ⅱ期）与10个月（Ⅲ、Ⅳ期）。1999年，Sugarbaker[6] 对Ⅰ期病变EPP手术后给予铂类、阿霉素为主的化疗，放疗剂量55 Gy，得到24个月的中位生存和39%的5年生存率。综合文献报道，手术加术后综合治疗的中位生存期为17～24个月，显示出加放射治疗可改善胸膜间皮瘤的疗效。

近20年来，随着高度适形放疗如调强放疗（IM-RT）的应用，研究者可以优化完成半侧胸腔的高剂量放疗，促进了MPM放疗的进展。目前已进入临床应用的术后半侧胸腔辅助放疗方式主要包括IMRT、三维适形放疗（3D-CRT）和容积弧形调强放疗（VAMT）。临床研究已确认IMRT可降低术后局部复发率,效果优于3D-CRT,但临床也报告了较高的致死性放射性肺炎风险（15％～46％）。多项研究证实,如严格限制对侧肺,IMRT大剂量半侧胸腔放疗可安全实施,34级放射性肺炎发生率降低至14％以下,5级（致死性）放射性肺炎发生率降低至6％以下。[7]

有前瞻性单臂试验表明,EPP术后完成大剂量半侧胸腔放疗患者的中位生存时间可达到23.9～39.4个月,而与化疗反应无关,这表明IMRT可使EPP术后患者获益。EPP术后,辅助放疗可能降低局部复发率,如果患者有良好的PS评分、肺功能和肾功能,可进行放射治疗。在无法手术治疗或手术切除不完整的患者中,半侧胸腔大剂量常规放疗并不能提高生存率,并且伴有明显的不良反应。[7]

一项Ⅱ期临床试验（IMPRINT）评估了MPM患者诱导化疗和手术后半侧胸腔IMRT的安全性（$n=27$）[8],结果显示,放射性肺炎的发生率为30％（95％CI为14％～50％）;在可手术切除患者中,2年总生存率为59％;22％（6/27）的患者发生了纵隔淋巴结转移,48％（13/27）的患者发生了远处转移。根据该研究结果,在具有较丰富放疗经验的中心对某些诱导化疗和胸膜切除术或剥脱术（P/D）术后的MPM患者,可以考虑进行半侧胸腔IMRT。术后放疗（预防性放疗）是否可用于预防胸膜手术后沿手术路径的复发一直存在争议。一项来自法国的临床试验显示,放疗可预防术后复发,但其他临床试验并未显示获益。一项Ⅲ期随机试验（SMART试验）中,学者对比了预防性放疗与延迟放疗的术后复发率,其中延迟放疗组直至出现手术路径转移才接受放疗,结果显示,预防性放疗组与延迟放疗组的手术部位复发率无差异［分别为9％（9/102）和16％（16/101）,OR为0.51,95％CI为0.19～1.32］;预防性放疗不能改善生活质量以及减轻胸痛或减少对止痛药的需求;但如果患者未接受术后化疗,预防性放疗则可降低手术路径转移的风险（OR为0.16,95％CI为0.02～0.93,$P=0.021$）。[9]

考虑到MPM整体手术的复杂性及治疗效果欠佳,也有研究表明在手术的基础上加上化疗和放疗可以在一定程度上延长无进展生存期,但这些治疗措施都缺乏高质量临床医学证据。

在MPM的综合治疗中,很少有随机对照试验（randomized controlled trial,RCT）将多模式治疗与单纯化疗或手术切除进行比较,而将化疗作为三联疗法组成部分的建议基本是根据少数临床试验、可行性试验以及评估无手术机会患者的化疗效果试验中推断出来的。一些学会推荐使用三联疗法（手术、化疗、放疗）,尽管英国胸科学会和欧洲呼吸学会建议仅在临床试验时考虑使用多联疗法。然而,合适的治疗时机仍不确定,如何安排各种治疗手段的次序也无明确依据。此外,即便采用三联疗法,长期生存率也很差,5年生存率仅有10％。[10,11]

2007年,研究者进行了一项多中心试验,评估在所有患者中采用新辅助化疗（顺铂/吉西他滨3个周期）后进行EPP和推荐辅助放疗的可行性。可手术率为74％,可切除率为61％,意向性治疗患者的中位总生存期为19.8个月,而进行EPP的患者为23个月。[12]同年,一个意大利小组发表了一项类似的研究,得出了类似的结果。2009年,一项多中心Ⅱ期试验结果发布,该试验评估了在三联疗法中新辅助顺铂/培美曲塞的效果。[13]Ⅰ～Ⅲ期MPM患者先接受4个周期顺铂/培美曲塞治疗,然后没有疾病进展的患者再进行EPP,随后再进行半侧胸腔辅助放疗。[76]完成所有治疗的患者中位生存期为29.1个月,2年生存率为61.2％,其中5％的患者达到研究的主要终点——完全病理缓解。然而,通过意向治疗分析,中位生存期仅为16.8个月,2年生存率为37.2％。该研究作者得出结论:在高度选择的患者中,三联疗法可能是有益的。[13]欧洲癌症研究与治疗组织(European Organisation for Research and Treatment of Cancer,EORTC)于2010年发表了一项类似的多中心Ⅱ期研究,主要终点定义为"治疗成功"。[14]74％的患者接受了EPP,65％的患者完成了辅助放疗,但只有42％的患者满足"治疗成功"的定义,因此作者得出结论:"对于间皮瘤患者,三联疗法虽然可行,但并不能严格在研究规定的时间内完成,因此一定的调整是必要的"。[14]总体而言,尽管在某些患者中可行,但涉及新辅助化疗、EPP和辅助放疗在内的三联疗法已证明对患者具有相当的挑战性,完成率低,而且对N2期(对侧淋巴结转移)或病理表现为双相性/肉瘤样亚型患者的疗效不佳。

　　随着手术方式从EPP转为P/D,很少有评估P/D三联疗法的研究发表。2012年,发表了一项研究,尝试比较三联疗法进行EPP或P/D的优劣。[15]这是一项非随机、前瞻性试验,比较新辅助化疗(顺铂/吉西他滨或顺铂/培美曲塞3个周期)后进行EPP及辅助放疗与P/D联合胸腔内聚维酮碘热灌注、辅助化疗(4~6个周期的顺铂/吉西他滨或顺铂/培美曲塞)及预防性放疗。EPP组中,68％的患者完成了所有治疗,其中2名患者存活超过50个月(中位生存期为12.8个月)[15];P/D组中,大多数患者(96.3％)完成了所有治疗,中位生存期为23个月。因此,作者得出结论,在三联模式治疗中,P/D相比EPP更为可行且结局更好。[15]

　　值得注意的是,关于联合辅助或新辅助放疗的相关资料,数据同样是混合型、没有进行对照和随机化控制。如果EPP术后不需要考虑肺部相关的并发症,经典的半侧胸腔放疗涉及对整个胸膜腔(包括同侧淋巴结床),使用光子/电子辐射进行前后/后前对穿放疗,放疗时要遮挡重要器官。然而,要使其他重要器官(食管、心脏、肠等)免于辐射仍然很困难,并且难以定位后隔角。2007年,一项前瞻性研究评估了EPP(化疗或未化疗)术后辅助IMRT的局部控制效果,研究显示中位生存期和3年生存率有所提高,只有5％接受放疗的患者出现了照射野内的局部复发。[16]2013年,一项回顾性研究也证明了EPP术后辅助IMRT的安全性及改善局部复发的作用。[15]2014年,一个欧洲小组尝试进行一项国际范围内的多中心RCT(SAKK 17/04),以比较联合辅助IMRT与单纯新辅助化疗(顺铂/培美曲塞)＋EPP的效果。[17]不幸的是,研究进展缓慢且无法达到1年无复发生存的主要终点,导致作者反对常规进行半侧胸腔辅助放疗。[17]2014年的SMART试验旨在评估T1-3N0期MPM患者进行新辅助IMRT继以EPP和辅助化疗(顺铂和抗叶酸)后,新辅助IMRT对ypN2患者的作用[同侧或隆突下淋巴结受累,使用第7版国际肺癌研究协会(IASLC)TNM分级]。上皮样亚型的3年生存率为84％,而双相性亚型为13％;然而,以上结果没有与辅助放疗进行比较。同年发表的另一项研究评估了P/D术后的辅助放疗,大多数患者(95％)接受了辅助、新辅助或"三明治"化疗。[18]该研究显示其中位总生存期为33个月,PFS为29个月。[18]2016年,凯特琳癌症研究中心(Memorial Sloan Kettering Cancer Center,MSKCC)的一个研究小组公布了IMPRINTⅡ期临床试验结果,证明了新辅助化疗＋P/D联合术后辅助IMRT疗法的可行性以及可以接受的并发症发生率[19];第二年,同一个研究小组回顾性分析P/D三联疗法,比较了在该疗法中使用常规放疗和半侧胸腔IMRT,发现进行IMRT的患者总生存期更高(20.2个月和12.3个月)。[20]总体而言,无论患者进行EPP还是P/D,能完成辅助IMRT的比例仍然很低,约为三分之二。[20]

至少在美国,ASCO 和 NCCN 指南都建议采用多模式联合治疗,但这种建议似乎没有发挥多大作用,高达 29% 的 Ⅰ~Ⅲ 期上皮样 MPM 患者未接受治愈性治疗,尤其是在病例数有限的情况下。对国家癌症数据库的分析进一步表明,只有 20% 的患者接受了针对肿瘤的手术,其中 2.6% 的患者接受了三联疗法,这可能是由于缺乏令人信服的数据,也说明需要进一步开展高质量 RCTs。系统评价表明 RCTs 未能完成招募计划,需要包括对照组在内的 Ⅱ 期临床试验,并需要系统性地发布意向性治疗分析。

目前,MPM 的放射治疗可基于 PET-CT 治疗计划扫描勾画大体肿瘤体积(GTV)和临床靶体积(CTV),并通过四维(4D)CT 确定的内部靶体积(TV)校正。在存在大体肿瘤并且采用保肺治疗方案时,MRI 扫描的成像模式更具优势,在这种情况下,T1、T2、脂肪抑制序列和弥散加权 MRI 可极大地辅助靶区勾画。因此,在配备了磁共振图像融合成像技术的机构,MRI 扫描结果可作为重要的补充。

局部复发好发于胸腔手术区域(如胸膜抽吸、活检、胸腔引流和胸腔镜检查),是否应常规对 MPM 手术通道部位进行预防性的低剂量放射治疗,目前的证据存在争议,2016 年发表的 SMART Ⅲ 期研究)显示,相比延迟放疗(出现明显穿刺通道转移),预防性放疗并不能明显降低穿刺通道的复发风险,也没有进一步改善患者生活质量、减少胸部疼痛和止痛剂的使用量。但在未接受化疗的患者中,预防性放疗的确能够降低穿刺部位的复发风险。结合临床实践经验,本共识的专家组一致推荐对胸部手术部位及早接受低剂量放疗,以降低手术或穿刺部位肿瘤种植。

对存在明显疼痛和纵隔综合征的晚期 MPM 患者,通常可进行姑息性放疗。ASCO 专家小组和美国国家癌症研究所胸部恶性肿瘤指导委员会均推荐的标准姑息放疗方案包括:8 Gy/1 Fx,20 Gy/5 Fx 或 30 Gy/10 Fx。现有的证据显示,相比 30 Gy/10 Fx 分割方案,每日 4 Gy 或更高的照射剂量可更有效地缓解胸壁疼。一些患者可以考虑更高的急利量,以优化症状缓解率,包括 30~39 Gy/10~13 Fx 或 20~40 Gy/5~10 Fx(见表9.1)。

表9.1 恶性胸膜间皮瘤患不同治疗目的所推荐的放疗剂量

治疗种类及时机	放疗剂量及周期	证据等级
EPP 术后辅助放疗	45~60 Gy,1.8~2 Gy/次,共5~6周	2A 级
P/D 术后 IMRT 放疗	45~60 Gy,1.8~2 Gy/次,共5~6周	2A 级
姑息治疗:胸壁结节所致的疼痛	20~40 Gy,≥4 Gy/次,治疗时间为1~2周或 20~40 Gy,3 Gy/次,治疗时间为2周	2A 级
多发脑或者骨转移	30 Gy,3 Gy/次,治疗时间为2周	2A 级

对术后患者,体能评分良好,肺功能和肾功能良好,腹部、对侧胸部或其他部位不存在病变,可考虑术后半侧胸腔辅助放疗以降低局部复发率,延长生存期,需吸氧治疗的患者,不考虑术后辅助放疗。半侧胸腔辅助放疗需在有丰富放疗经验的中心进行,临床可使用的方式主要包括调强适形放疗(IMRT)和容积弧形调强放疗(VAMT)(强推荐,Ⅲ类证据)。放疗前确定大体肿瘤体积(GTV)和计划靶体积(PTV)以 CT 扫描为基础。在配备了磁共振图像

融合成像技术的机构,可参考MR引扫描结果作为补充。局部复发好发于胸腔手术区域(如胸膜抽吸、活检、胸腔引流和胸腔镜检查),专家组建议对胸部手术部位应及早接受低剂量放射治疗(8 Gy 单次),以预防和降低手术或穿刺部位种植转移。对存在明显疼痛和纵隔综合征的晚期MPM患者,可进行姑息性放疗,目前国外推荐的剂量方案包括8 Gy 单次、4 Gy×5次或3 Gy×10次,临床实践中可根据患者的耐受性和止痛效果进行剂量调整。

(徐清华)

参考文献

[1] Law M R, Gregor A, Hodson M E, et al. Malignant mesothelioma of the pleura: a study of 52 treated and 64 untreated patients[J]. Thorax,1984,39(4):255-259.

[2] Alberts A S, Falkson G, Goedhals L, et al. Malignant pleural mesothelioma: a disease unaffected by current therapeutic maneuvers[J]. J. Clin. Oncol.,1988,6(3):527-535.

[3] Boutin C, Rey F, Viallat J R. Prevention of malignant seeding after invasive diagnostic procedures in patients with pleural mesothelioma. A randomized trial of local radiotherapy[J]. Chest,1995,108(3): 754-758.

[4] Cellerin L, Garry P, Mahe M A, et al. Malignant pleural mesothelioma: radiotherapy for the prevention of seeding nodules[J]. Rev. Mal. Respir.,2004,21(1):53-58.

[5] Rusch V W, Figlin R, Godwin D, et al. Intrapleural cisplatin and cytarabine in the management of malignant pleural effusions: a Lung Cancer Study Group trial[J]. J. Clin. Oncol.,1991,9(2):313-319.

[6] Sugarbaker D J, Flores R M, Jaklitsch M T, et al. Resection margins, extrapleural nodal status, and cell type determine postoperative long-term survival in trimodality therapy of malignant pleural mesothelioma: results in 183 patients[J]. J. Thorac. Cardiovasc. Surg., 1999,117(1):54-63.

[7] de Perrot M, Wu L, Wu M, et al. Radiotherapy for the treatment of malignant pleural mesothelioma [J]. Lancet Oncol.,2017,18(9):e532-e542.

[8] Rimner A, Zauderer M G, Gomez D R, et al. Phase Ⅱ study of hemithoracic intensity-modulated pleural radiation therapy (IMPRINT) as part of lung-sparing multimodality therapy in patients with malignant pleural mesothelioma[J]. J. Clin. Oncol.,2016,34(23):2761-2768.

[9] Cho B C J, Donahoe L, Bradbury P A, et al. Surgery for malignant pleural mesothelioma after radiotherapy (SMART): final results from a single-centre, phase 2 trial[J]. Lancet Oncol.,2021,22(2): 190-197.

[10] Janes S M, Alrifai D, Fennell D A. Perspectives on the treatment of malignant pleural mesothelioma [J]. N. Engl. J. Med.,2021,385(13):1207-1218.

[11] Tsao A S, Pass H I, Rimner A, et al. New era for malignant pleural mesothelioma: updates on therapeutic options[J]. J. Clin. Oncol.,2022,40(6):681-692.

[12] Rea F, Marulli G, Bortolotti L, et al. Induction chemotherapy, extrapleural pneumonectomy (EPP) and adjuvant hemi-thoracic radiation in malignant pleural mesothelioma (MPM): feasibility and results [J]. Lung Cancer,2007,57(1):89-95.

[13] de Perrot M, Feld R, Cho B C, et al. Trimodality therapy with induction chemotherapy followed by extrapleural pneumonectomy and adjuvant high-dose hemithoracic radiation for malignant pleural mesothelioma[J]. J. Clin. Oncol.,2009,27(9):1413-1418.

[14] van Schil P E, Baas P, Gaafar R, et al. Trimodality therapy for malignant pleural mesothelioma: results from an EORTC phase II multicentre trial[J]. Eur. Respir. J., 2010, 36(6):1362-1369.

[15] Tsutani Y, Takuwa T, Miyata Y, et al. Prognostic significance of metabolic response by positron emission tomography after neoadjuvant chemotherapy for resectable malignant pleural mesothelioma [J]. Ann. Oncol., 2013, 24(4):1005-1010.

[16] Weder W, Stahel R A, Bernhard J, et al. Multicenter trial of neo-adjuvant chemotherapy followed by extrapleural pneumonectomy in malignant pleural mesothelioma[J]. Ann. Oncol., 2007, 18(7):1196-1202.

[17] Stahel R A, Riesterer O, Xyrafas A, et al. Neoadjuvant chemotherapy and extrapleural pneumonectomy of malignant pleural mesothelioma with or without hemithoracic radiotherapy (SAKK 17/04): a randomised, international, multicentre phase 2 trial[J]. Lancet Oncol., 2015, 16(16):1651-1658.

[18] Rintoul R C, Ritchie A J, Edwards J G, et al. Efficacy and cost of video-assisted thoracoscopic partial pleurectomy versus talc pleurodesis in patients with malignant pleural mesothelioma (MesoVATS): an open-label, randomised, controlled trial[J]. Lancet, 2014, 384(9948):1118-1127.

[19] Yorke E D, Rice D C, Tsao A S, et al. Phase II Study of hemithoracic intensity-modulated pleural radiation therapy (IMPRINT) as part of lung-sparing multimodality therapy in patients with malignant pleural mesothelioma[J]. J. Clin. Oncol., 2016, 34(23):2761-2768.

[20] Zauderer M G, Tsao A S, Dao T, et al. A randomized phase II trial of adjuvant galinpepimut-S, WT-1 analogue peptide vaccine, after multimodality therapy for patients with malignant pleural mesothelioma [J]. Clin. Cancer Res., 2017, 23(24):7483-7489.

第十章 胸膜间皮瘤综合治疗流程与规范

第一节 胸膜间皮瘤诊疗指南及经验

一、恶性胸膜间皮瘤NCCN指南（2022版）

MPM初始评价如图10.1所示，MPM治疗前评价如图10.2所示，MPM主要治疗方式如图10.3所示。

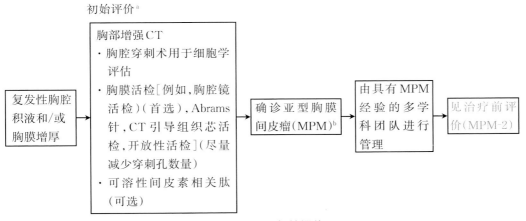

图 10.1 MPM 初始评价

a. 没有数据表明复查可改善生存率；b. 见病理学检查原则（MPM-A）。

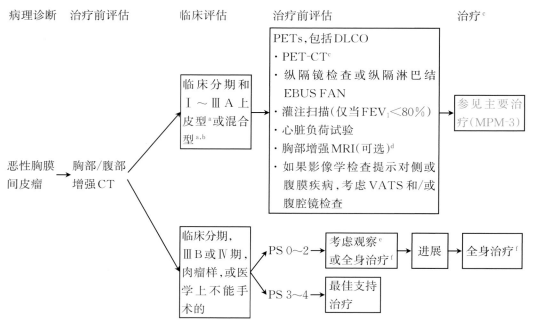

图 10.2 MPM 治疗前评价

a. 如果混合型的患者处于疾病早期,应考虑手术治疗。b. 如果确定为 N2 期,手术(和其他治疗)的预后显著降低。手术切除仅应在临床试验背景下或具有 MPM 专业知识的中心考虑。c. 如果要进行 PET-CT,建议在胸膜固定术前行 PET-CT。胸膜固定术前确诊为 MPM。如果怀疑 MPM,考虑由具有 MPM 专业知识的多学科团队进行评估。d. 基于 CT 影响进一步评估可能的胸部、脊柱、膈肌或血管受累。e. 如果计划在出现症状性或放射学进展时进行全身治疗,则对无症状且疾病负荷极小的患者可考虑进行观察。f. 参见全身治疗原则(MPM-A)。

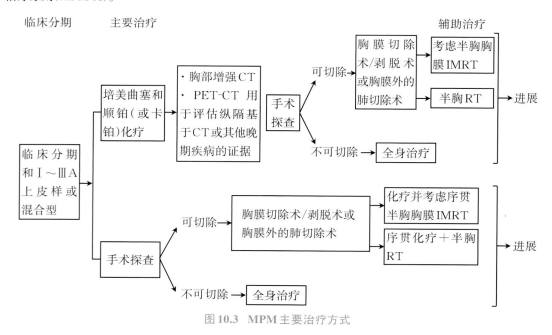

图 10.3 MPM 主要治疗方式

（一）诊断

对于复发性胸腔积液和/或胸膜增厚的患者,建议的疑似恶性胸膜间皮瘤(MPM)初始评估包括:① 胸部CT增强;② 胸腔穿刺用于积液的细胞学评估;③ 胸膜活检[例如,胸腔镜活检(首选)]。[1]然而,即使患者患有MPM,细胞学样本通常也为阴性。不推荐细针穿刺(FNA)用于诊断。

（二）手术

对于某些医学上可手术的Ⅰ～ⅢA期MPM患者,建议进行手术。[2]NCCN专家组目前建议临床Ⅰ～ⅢA期MPM患者应考虑手术;但是,无论组织学如何,手术通常不适用于ⅢB或Ⅳ期MPM患者。在进行手术前,患者必须接受仔细的评估。

MPM患者的手术切除[3]可包括① 胸膜切除术/剥脱术(P/D;也称为全胸膜切除术,保留肺的手术),完全切除受累胸膜和所有肉眼可见的肿瘤;或② 胸膜外肺切除术(EPP),整块切除受累胸膜、肺、同侧膈肌和通常的心包。扩展P/D是指除全胸膜切除术外,还切除了膈肌和心包。建议对P/D或EPP患者进行纵隔淋巴结清扫;应获得至少3个淋巴结站。

NCCN专家组认为P/D和EPP是合理的手术选择,在选择患者时应考虑实现完全大体细胞减灭。尽管P/D可能比EPP更安全,但尚不清楚哪种手术在肿瘤学上更好。当有手术指征时,P/D和EPP之间的选择应基于几个因素,包括肿瘤组织学和分布、分期、肺储备、手术经验和专业知识以及辅助和术中策略的可用性。在医学上可手术的患者中,在手术探查之前可能无法决定是否进行P/D～EPP。P/D可能更适合不能耐受EPP的晚期MPM患者。P/D也可能有助于症状控制(例如,肺包埋综合征、复发性胸腔积液患者)。无论组织学如何,NCCN专家组通常不建议ⅢB～Ⅳ期MPM患者接受手术;建议这些患者接受化疗。此外,除非在专业中心或临床试验中进行,否则通常不建议N2疾病患者进行手术。

（三）一线治疗

对于医学上可手术的MPM患者,建议将化疗作为综合治疗方案的一部分。医学上可手术的Ⅰ～ⅢA期MPM患者可在术前或术后接受化疗手术。对于ⅢB期或Ⅳ期MPM(PS 0～2)、医学上无法手术的Ⅰ～Ⅳ期MPM或拒绝手术的患者,建议单独化疗。三模式治疗(化疗、手术和半胸RT)已用于MPM患者。淋巴结状态和化疗反应可影响生存率。EPP前未接受诱导化疗的患者,建议术后采用半胸RT序贯化疗。目前FDA批准的唯一方案是使用顺铂/培美曲塞的联合一线方案。NCCN专家组推荐顺铂/培美曲塞(1类)用于MPM患者。[4]NCCN专家组建议(1类),对于符合贝伐珠单抗条件的不可切除MPM患者,先给予贝伐珠单抗、顺铂和培美曲塞,然后给予贝伐珠单抗维持治疗。[5]贝伐珠单抗的禁忌证包括无法控制的高血压、出血或凝血风险以及显著的心血管疾病。NCCN专家组推荐的其他可接受的一线联合化疗方案包括:① 培美曲塞/卡铂,或② 吉西他滨/顺铂。吉西他滨/顺铂可能对不能使用培美曲塞的患者有用。NCCN专家组建议(2A类)将贝伐珠单抗联合卡铂/培美曲塞,伴或不伴贝伐珠单抗维持治疗,作为不可切除MPM患者的一线治疗选择。对于不适合铂类药物联合治疗的患者,可接受的一线单药治疗选择包括培美曲塞或长春瑞滨。

（四）后续全身治疗

用于指导二线及以上（后续）化疗的数据有限。最近的数据表明，免疫检查点抑制剂 pembrolizumab 或纳武利尤单抗联合（或不联合）伊匹木单抗可能作为 MPM 患者的后续全身治疗有用。NCCN 专家组建议 MPM 患者采用以下后续免疫治疗选择：① pembrolizumab 单药治疗（2A 类）；或② 纳武利尤单抗联合（或不联合）伊匹木单抗（2A 类）。NCCN 专家小组还建议后续的化疗选择包括培美曲塞（如果不是一线治疗）（1 类）、长春瑞滨或吉西他滨。数据表明，如果患者对一线培美曲塞治疗反应良好，培美曲塞再激发是有效的。[6]

（五）放射治疗（RT）

准确、安全地将 RT 输送到整个胸膜表面而不损伤放射敏感部位，如肺和心脏，尤其是当肺完整时，非常具有挑战性。在 MPM 患者中，RT 可作为综合治疗方案的一部分；然而，不推荐单独将 RT 用于治疗。RT 也可用作缓解胸痛、支气管或食管阻塞或与 MPM 相关的其他症状性部位，如骨转移或脑转移的姑息治疗。放疗剂量应根据治疗目的而定。应与多学科团队讨论输送 RT 的最合适时间［即手术干预后，伴（或不伴）化疗］。EPP 后，辅助放疗可能降低局部复发率。如果患者具有良好的 PS、肺功能和肾功能，则适合 RT。在疾病切除有限或未切除的患者中（即在肺完整的情况下），对整个半胸进行高剂量常规 RT 未显示可改善生存率，并与显著毒性相关。NCCN 专家组建议，如果在具有半胸 IMRT 技术专业知识的中心对某些 MPM 患者进行诱导化疗和 P/D 后，可考虑使用该技术。[7] NCCN 专家组不再常规推荐预防性 RT，以预防胸膜干预后的仪器道复发。对于 2019 年更新，EPP 后的术后 RT 剂量修订为 45～60 Gy/1.8～2 Gy，视边缘状态而定。对于肉眼可见的残留肿瘤，如果正常邻近结构的剂量仅限于其耐受范围，则推荐剂量为 60 Gy 或以上。术后放射量应覆盖胸腔内的手术床。姑息性放疗的最佳剂量仍不清楚。对于 MPM 胸痛患者，总剂量 20～40 Gy 似乎可有效缓解疼痛。

二、恶性胸膜间皮瘤 ASCO 临床实践指南[8]

（一）诊断

建议 1.1：当患者出现胸腔积液症状时，临床医生应进行胸腔穿刺术，并将胸腔积液的细胞学检查结果作为可能的胸膜间皮瘤初步评估（推荐类型：基于证据；证据质量：中等；推荐强度：强）。

建议 1.2：对于计划接受抗肿瘤治疗的患者，强烈建议首先进行胸腔镜活检。因为活检可以：① 更准确地分期；② 可以进行组织学确诊；③ 能够更准确地测定间皮瘤（上皮细胞，肉瘤样细胞或混合型）的病理亚型；④ 活检组织可用于研究（推荐类型：基于证据；证据质量：高；推荐强度：强）。

建议 1.2.1：在进行胸腔镜活组织检查时，建议尽量保证最少的切口数目（≤2 个），理想情况下切口应放置在随后明确切除的区域，以避免肿瘤植入胸壁（建议类型：以证据为基础；

证据质量:高;推荐强度:强)。

建议1.3:在计划接受治疗的可疑间皮瘤患者中,如果无法进行胸腔镜手术,应该进行胸膜活检,鼓励尽可能小的切口(一般推荐为6 cm或更小)(推荐类型:基于证据;证据质量:中等;推荐力度:中等)。

建议1.4:对于无条件进行胸腔镜活检或胸膜活检的患者,对于无胸腔积液的患者,临床医师应进行细针穿刺活检(推荐类型:基于证据;证据质量:中等;推荐强度:强)。

建议2.0:胸腔积液的细胞学评估可以作为间皮瘤的初步筛查试验,但敏感度不够。当需要明确的组织学诊断时,必须通过胸腔镜或CT引导的活组织检查以明确诊断(推荐类型:证据为基础;证据质量:中级;推荐强度:强)。

建议3.0:免疫组织化学检查应作为组织学检查的补充,使用预期选定的恶性胸膜间皮瘤阳性标记物(如calretinin,角蛋白5/6和核WT1)以及间预期选定的阴性的标记(如CEA、EPCAM、Claudin 4、TTF-1)。[9]这些标志物应在鉴别诊断中可作为其他标志物的补充(推荐类型:基于证据;证据质量:中等;推荐强度:强)。

建议4.1:间皮瘤报告应明确是上皮型,肉瘤样或者混合型,因为这些亚型具有明确的预后意义(推荐类型:基于证据;证据质量:高;推荐强度:强)。

建议4.2:在具有足够组织的手术、胸腔镜或胸膜活检中,可进行间皮瘤上皮与肉瘤样组分的进一步分型和定量(推荐类型:非正式共识;推荐强度:中等)。

建议5.0:基于非肿瘤组织的生物标记物,不具有预测预后或监测肿瘤反应的敏感性和特异性,因此不建议使用(推荐类型:基于证据;证据质量:中级;推荐强度:中等)。

建议6.0:虽然胸膜间皮瘤的肿瘤基因组测序目前已经完成,可能在不久的将来会应用于临床,但目前尚不推荐(推荐类型:基于证据;证据质量:中级;推荐强度:中等)。

（二）分期

建议1.1:推荐使用胸部CT扫描和上腹部静脉造影作为判断间皮瘤患者初始分期的检查(推荐类型:基于证据;证据质量:中等;推荐强度:强)。

建议1.2:FDG PET-CT通常可以作为判断间皮瘤患者初始分期的检查。[10]但对于不考虑进行根治性手术治疗的患者不予推荐(推荐类型:基于证据;证据质量:中级;推荐强度:强)。

建议1.3:如果在胸部和上腹CT或PET-CT上观察到异常,提示腹部转移性疾病,则应考虑静脉或口服造影剂情况下,进行更精细的腹部(＋/－骨盆)CT扫描(推荐类型:基于证据;证据质量:中等;推荐强度:强)。

建议1.4:MRI(最好配合静脉造影)检查可以进一步评估肿瘤侵入膈肌、胸壁、纵隔和其他区域(推荐类型:基于证据;证据质量:中等;推荐强度:中等)。

建议1.5:对于考虑进行外科肿瘤细胞减灭术的患者,如果存在纵隔淋巴结,应考虑使用纵隔镜和/或支气管内超声(推荐类型:基于证据;证据质量:中等;推荐力度:强)。

建议1.6:如果在初次PET-CT或胸部CT扫描中检测到对侧胸膜异常,可采用对侧胸腔镜检查以排除对侧疾病(推荐类型:基于证据;证据质量:中等;推荐强度:中等)。

建议1.7:对于影像学上腹腔内存在可疑疾病且无其他手术禁忌证的患者,强烈建议进行腹腔镜检查(推荐类型:以证据为基础;证据质量:中等;推荐强度:强)。

建议2.1:目前的AJCC／UICC分期系统仍然难以应用于包含T分期和N分期两个部分的临床分期,因此在预测预后方面可能并不精准。[11]医生应该认识到,对于临床Ⅰ／Ⅱ期的患者,手术中很可能会出现升期现象(推荐类型:基于证据;证据质量:高;推荐强度:强)。

建议3.1:间皮瘤测量的最佳方法,是需要有经验的放射科医师,根据修订的RECIST标准,在CT显像上进行测量。需要计算最多六个测量位点的总和,垂直于胸壁或纵隔测量至少1 cm的厚度,在三个CT断面的每一个上不超过两个位置,轴向间隔至少1 cm(推荐类型:基于证据;证据质量:中级;推荐强度:强)。

建议3.2:通过CT扫描评估肿瘤体积可以增强临床分期的判断和提供预后信息,但仍是观察性研究,因此不推荐(推荐类型:基于证据;证据质量:中等;推荐强度:强)。

建议3.3:建议根据RECIST标准[12],通过多次连续CT扫描确定肿瘤反应分类(推荐类型:基于证据;证据质量:中等;推荐强度:强)。

（三）化疗

建议1.1:推荐间皮瘤患者使用化疗,因为化疗可以改善生存和生活质量(推荐类型:基于证据;证据质量:中等;推荐强度:强)。

建议1.2:对于无症状的上皮组织和最小胸膜疾病的非手术首选患者,选择化疗前,可进行密切观察(推荐类型:专家共识;推荐强度:中等)。

建议1.3:PS评分为2的患者可单独提供单药化疗或姑息治疗。PS≥3的患者应接受姑息治疗(推荐类型:基于证据;证据质量:低;推荐力度:中等)。

建议2.1:对于间皮瘤患者推荐的一线化疗方案是培美曲塞联合铂类。同时,也应该给患者提供参加临床试验的选择(推荐类型:基于证据;证据质量:高;推荐强度:强)。

建议3.1:将贝伐单抗加入培美曲塞可改善部分患者的存活率,因此可用于无贝伐单抗禁忌证的患者。随机临床试验显示贝伐单抗与顺铂/培美曲塞联用具有获益;而贝伐单抗与卡铂/培美曲塞联用的数据尚不足以提供明确推荐(推荐类型:基于证据;证据质量:高;推荐强度:中等)。

建议3.2:贝伐珠单抗不推荐用于PS2患者、严重心血管合并症患者以及不可控高血压患者、年龄＞75岁、有出血/凝血风险或其他禁忌证的患者(推荐类型:基于证据;证据质量:中级;推荐强度:中等)。

建议4.0:在不能耐受顺铂的患者中,可以使用卡铂作为顺铂的替代(推荐类型:基于证据;证据质量:中等;推荐强度:强)。

建议5.1:以培美曲塞为基础的二线治疗,可用于培美曲塞一线化疗疾病控制时间持续6个月以上的胸膜间皮瘤患者(推荐类型:基于证据;证据质量:低;推荐强度:中等)。

建议5.2:鉴于二线化疗在间皮瘤患者中的活性非常有限,建议患者参与临床试验(推荐类型:基于证据;证据质量:中等;推荐强度:强)。

建议5.3:对于不能进行临床试验的患者,长春瑞滨可作为二线治疗推荐[13](推荐类型:基于证据;证据质量:低;推荐力度:中等)。

建议6.1:无症状的上皮样间皮瘤患者和非手术候选的低肿瘤负荷患者,可在开始全身治疗前进行观察(推荐类型:基于证据;证据质量:低;推荐强度:中等)。

建议6.2:一线培美曲塞化疗应进行4~6个周期。对于疾病稳定或有反应的患者,推荐在此时中断化疗(建议类型:基于证据;证据质量:低;推荐力度:中等)。

建议6.3:没有足够的证据支持在间皮瘤患者中使用培美曲塞进行维持治疗,因此不建议(推荐类型:基于证据;证据质量:低;推荐强度:强)。

（四）手术治疗

建议1.1:对于选择早期疾病的患者,强烈建议进行肿瘤细胞减灭术手术(推荐类型:基于证据;证据质量:中等;强度推荐:强)。

建议1.2:作为单一治疗方法,细胞减灭术通常是不够的;应进行额外的抗肿瘤治疗(化疗和/或放射治疗)。治疗建议应由多学科(包括胸科医生,肺科医师,放射医师)一起讨论决定(推荐类型:基于证据;证据质量:中等;推荐强度:强)。

建议1.3:跨横膈疾病、多灶性胸壁浸润或经组织学证实的对侧纵隔或锁骨上淋巴结受累的患者,应先行新辅助治疗,然后再考虑细胞减灭术。对侧(N3)或锁骨上(N3)疾病应该是手术的禁忌证(推荐类型:基于证据;证据质量:中等;推荐强度:强)。

建议2.1:组织学确诊为肉瘤样间皮瘤的患者不应该提供细胞减灭手术(推荐类型:以证据为基础;证据质量:中等;推荐强度:强)。

建议2.2:患有同侧组织学证实的纵隔淋巴结受累的患者只能在新辅助化疗或辅助化疗的情况下进行细胞减灭术。这些患者最好的选择是参加临床试验(推荐类型:基于证据;证据质量:中等;推荐强度:强)。

建议3.0:最大的外科细胞减灭手术涉及胸膜外全肺切除术(EPP)或肺保留选择[胸膜切除术/剥脱术(P/D),(e)P/D]。当进行最大的细胞减灭术时,为减少手术和长期风险,肺保留选择应该是首选。EPP可以在高度选择的患者中进行,或在技术卓越的医院进行(推荐类型:基于证据;证据质量:中等;推荐强度:强)。

建议4.1.1:只有符合特定术前心肺功能标准,没有胸腔外疾病证据,并且能够接受多种治疗方法(辅助或新辅助治疗)的患者,才应该考虑最大的细胞减灭术(肺保留或非肺保留)(推荐类型:基于证据;证据质量:中等;推荐强度:强)。

建议4.1.2:对于胸腔积液患者,PS2或更高患者,或由于疾病范围或合并症状而无法进行最大化的细胞减灭术的患者,考虑姑息性治疗方法如隧道式永久性导管置入术或部分切除的胸腔镜检查和/或胸膜固定术。在后一种情况下,应在手术过程中进行额外的活检以确认病理诊断。如果患者正在接受研究治疗的评估,应获取用于分子和/或免疫分析的材料(推荐类型:基于证据;证据质量:中等;推荐强度:强)。

建议4.2:对于有症状的心包积液患者,可以进行经皮导管引流或心包窗(推荐类型:基于证据;证据质量:高;推荐强度:强)。

建议5.1:由于外科手术细胞减灭术预计不会达到R0切除,因此强烈建议应该使用化疗和/或放疗的联合治疗(推荐类型:基于证据;证据质量:中级;推荐强度:强)。

建议5.2:可以在联合治疗的前提下或术后给予化疗(推荐类型:基于证据;证据质量:低;推荐力度:中等)。

建议5.3:辅助放疗可能与局部复发的风险降低有关,可用于细胞减灭术后。放射治疗是复杂的,建议应在有经验的中心进行(推荐类型:基于证据;证据质量:中等;推荐强度:中等)。

建议5.4:在多学科治疗的情况下,可以在术前或术后给予4～6周期的培美曲塞/铂类化疗(推荐类型:基于证据;证据质量:中等;强度推荐:中等)。

建议6.0:腔内治疗(化学疗法或光动力疗法)可以在经验丰富的中心进行,最好是在临床试验的情况下,因为这种治疗在改善结果方面的作用是不确定的(推荐类型:基于证据;证据质量:低;推荐力度:弱)。

建议7.1:由于存在肿瘤植入胸壁的风险,因此不建议对细胞减灭术患者进行安置隧道胸膜导管(推荐类型:基于证据;证据质量:中级;推荐强度:强)。

建议7.2:对于不能进行减瘤术的患者,可以提供带通路的胸膜导管或胸膜固定术(通过胸管或胸腔镜进行),并在执行时尽量保证切口的个数和尺寸最小。应寻求包括外科的多学科治疗,以优化胸腔积液的治疗并考虑研究性腔内治疗(推荐类型:基于证据;证据质量:中级;推荐强度:强)。

(五)放射治疗

建议1.1:一般不应提供预防性的放射治疗,以防止病灶复发(建议类型:基于证据;证据质量:高;推荐强度:中等)。[14]

建议1.2:建议对切除了干细胞、组织病理学阳性的患者提供辅助放疗(推荐类型:基于证据;证据质量:中;推荐强度:中等)。

建议2.1:放疗应作为缓解症状性疾病的有效治疗方式(推荐类型:基于证据;证据质量:中等;推荐强度:强)。

建议2.2:建议在间皮瘤患者中应用放射标准治疗方案治疗间皮瘤。常用剂量及分割方法有3种方案:300 cGy/次,共10次;400 cGy/次,共5次;800 cGy/次,单次照射(300 cGy×10次分割剂量;400cGy×5次分割剂量;800cGy×1次分割剂量)(推荐类型:基于证据;证据质量:中等;推荐强度:强)。

建议4.2:胸腔新辅助放射治疗可提供给进行非肺保护性减瘤手术的患者。但毒性仍不确定,仅在临床试验的情况下,在经验丰富的中心进行(推荐类型:基于证据;证据质量:中等;推荐强度:中等)。

建议5.1:胸腔内辅助调强放射治疗可以提供给进行肺保留细胞减灭术[P/D或(e)P/D]的患者,但毒性仍不确定,最好在临床试验的情况下,在经验丰富的中心进行(推荐类型:基于证据;证据质量:中;推荐强度:中等)。

建议5.2:由于潜在的严重肺部毒性,新辅助放疗不建议对肺保留减瘤术的患者实施(推荐类型:非正式共识;推荐强度:强)。

建议6.1:对于姑息性放疗,电子、二维、三维和调强放疗可能被认为是适当的技术,取决于治疗目标和器官位置(推荐类型:基于证据;证据质量:中等;推荐强度:强)。

建议6.2:对于辅助或新辅助半胸部放射治疗,可以提供3D或调强放射治疗。在丰富治疗经验的中心可以考虑质子治疗[15],最好是在临床试验的情况下(推荐类型:基于证据;证据质量:中等;推荐强度:强)。

建议7.0:建议标准剂量测定指南用作辐射毒性确定的预测指标(推荐类型:基于证据;证据质量:中等;推荐强度:强)。

三、恶性胸膜间皮瘤ESMO临床实践指南(2021版)[16]

(一)诊断

诊断程序应至少包括职业史,重点是石棉暴露[Ⅱ,A]和胸部、上腹部增强CT[Ⅱ,A]。

在所有单侧胸膜增厚患者中,伴或不伴胸腔积液、胸膜斑块,应尽可能获取病理标本[Ⅱ,A],首选胸腔镜检查[Ⅲ,B]。

(二)病理取样

胸腔积液细胞学检查用于胸膜间皮瘤的确诊仍存争议;推荐组织活检尤其是用于组织分型和参加临床试验的患者[Ⅳ,B]。

通过胸腔镜至少活检三处远处部位以及目标区域,用于恶性胸膜间皮瘤的分型和分级[Ⅳ,B]。

(三)分期

临床和病理分期推荐使用第八版UICC TNM分期系统[Ⅰ,A]。

(四)手术

胸腔积液胸管引流不成功情况下建议通过手术获取肿瘤组织,并对患者进行分期、分级[Ⅱ,A]。

MCR,定义为切除半胸内所有可见和可触及肿瘤的手术,可通过胸膜外全肺切除术(EPP)实现,建议在选定的MPM患者中结合其他模式进行MCR,在经验丰富的中心进行,并与由胸外科医生、肺科医生、医学和放射肿瘤学家组成的多学科团队[Ⅱ,C]。

(e)P/D是一种保护肺部的手术,优于EPP[Ⅱ,B]。

(五)一线系统治疗

推荐6周期的培美曲塞联合顺铂(或者卡铂)和维生素补充[17]作为一线的全身治疗方案[Ⅰ,A]。

推荐贝伐单抗与铂类、培美曲塞的联合用药作为一线全身治疗方案[Ⅰ,A]。

推荐2年尼沃单抗加易普利木单抗作为不可切除恶性胸膜间皮瘤的一线全身给药方案,此方案不用考虑PD-L1的表达状态[Ⅰ,A]。

非进展期的恶性胸膜间皮瘤患者不建议常规使用吉西他滨维持治疗,但吉西他滨可能会延长PFS,当其延缓疾病进展带来的获益明显超过其治疗的不便及毒副作用时可以考虑使用[Ⅱ,C]。

一线培美曲塞、铂类治疗后非进展期的 MPM 患者不推荐使用培美曲塞维持治疗[Ⅱ,E]。

（六）二线及以上治疗

既往未接受免疫治疗的 MPM 患者应用单药 pembrolizumab 作为二线治疗和单药化疗具有相似效果，其可作为一项治疗选项[Ⅱ,C]。[18]

既往接受非免疫治疗的 MPM 患者应用单药尼沃单抗用于最优支持治疗，可作为治疗选项[Ⅰ,A]。

既往未接受免疫治疗的患者可以考虑联合使用尼沃单抗–依匹利单抗作为二线或者三线的治疗[Ⅱ,C]。

（七）放疗

放疗可用于缓解肿瘤与胸部结构的局部浸润[Ⅱ,B]。

胸膜手术后不推荐预防性的呼吸道放疗来预防胸膜转移[Ⅰ,D]。

在胸膜瘤灭手术后辅助治疗可考虑采用放疗降低局部失败率，但是没有证据表明其可作为标准治疗[Ⅱ,D]。

术后应用放疗时，必须遵守严格的剂量限制，避免毒性反应[Ⅱ,A]。

四、中国恶性胸膜间皮瘤临床诊疗指南（2021版）[19]

恶性胸膜间皮瘤的综合治疗原则见图 10.4。

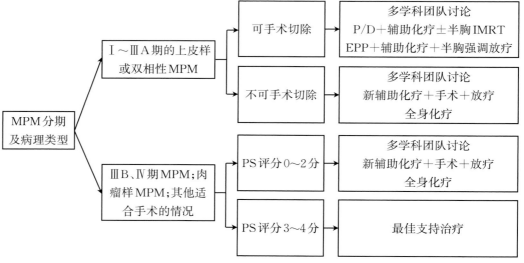

图 10.4　恶性胸膜间皮瘤的综合治疗原则

（一）可手术切除MPM的综合治疗原则

（1）对于可手术切除的Ⅰ～ⅢA期非肉瘤样MPM患者,由富有经验的胸外科医师选择胸膜切除术/剥脱术(P/D)或胸膜外全肺切除术(EPP),旨在切除肉眼可见病灶,可使用术中辅助化疗与术中放疗。

（2）P/D术后建议行辅助化疗及半胸调强放疗(IMRT),EPP术后建议行辅助化疗及半胸放疗。不常规推荐术后即刻预防性放疗,但对于术后未行辅助化疗的患者,预防性放疗可降低手术路径转移风险。推荐放疗剂量为45～60 Gy/1.8～2 Gy,对于R2切除的患者,可在相邻组织耐受的情况下使用＞60 Gy的剂量。

（3）术后辅助化疗及放疗的时机应由MDT团队讨论决定。

（二）不可手术切除MPM的综合治疗原则

（1）对于初始不可手术切除的Ⅰ～ⅢA期非肉瘤样MPM患者,可尝试行新辅助化疗后进行手术治疗,术后序贯放疗。对于确实无法手术的患者,可行全身化疗,详见MPM全身治疗方案。

（2）对于ⅢB、Ⅳ期或病理类型为肉瘤样MPM以及不适宜手术的MPM患者,视患者一般情况,行全身化疗或支持治疗。

（三）MPM常用的全身治疗方案

MPM一线全身治疗首选方案包括培美曲塞＋顺铂、培美曲塞＋顺铂＋贝伐珠单抗或nivolumab＋ipilimumab,其他治疗方案包括培美曲塞＋顺铂＋贝伐珠单抗,某些情况下可选择的方案包括吉西他滨＋顺铂、单药培美曲塞或单药长春瑞滨。MPM常用后线全身治疗方案中,首选治疗方案为培美曲塞(对于一线治疗未使用培美曲塞的患者,推荐二线治疗使用;一线使用含培美曲塞方案的患者,治疗失败后,仍可再次使用培美曲塞,尤其是对于年轻、PS评分良好、一线治疗后无进展生存时间长的患者)、nivolumab±ipilimumab(若一线未使用)、pembrolizumab,其他可选方案为长春瑞滨、吉西他滨。

第二节　肺科医院诊疗推荐

一、诊断

应询问职业病史,特别是石棉暴露史。对于怀疑MPM患者,应行胸部CT增强、上腹部增强CT以及胸膜活检,胸膜活检首选推荐胸腔镜活检。在进行胸腔镜活组织检查时,建议尽量保证最少的切口数目(≤2个),理想情况下切口应放置在随后明确切除的区域,以避免肿瘤植入胸壁。如果无法进行胸腔镜手术,应该进行胸膜活检,鼓励尽可能小的切口(一般推荐为6 cm或更小）。对于无条件进行胸腔镜活检或胸膜活检的患者,存在胸腔积液的患者,可考虑胸腔穿刺用于积液的细胞学评估。对于无胸腔积液的患者,临床医师应进行细针穿刺活检。免疫组织化学检查应作为组织学检查的补充,使用预期选定的恶性胸膜间皮瘤阳性标记物(如calretinin、角蛋白5/6和核WT1)以及间预期选定的阴性的标记(如CEA、EPCAM、Claudin 4、TTF-1)。这些标志物应在鉴别诊断中可作为其他标志物的补充。间皮瘤报告应明确是上皮样、肉瘤样或者混合型,因为这些亚型具有明确的预后意义。

二、分期

临床和病理分期推荐使用第八版UICC TNM分期系统。间皮瘤测量的最佳方法,是需要有经验的放射科医师,根据修订的RECIST标准,在CT显像上进行测量。需要计算最多六个测量位点的总和,垂直于胸壁或纵隔测量至少1 cm的厚度,在三个CT断面的每一个上不超过两个位置,轴向间隔至少1 cm。根据RECIST标准,通过多次连续CT扫描确定肿瘤反应分类。

三、可手术切除MPM治疗

对于早期疾病的患者,强烈建议进行肿瘤细胞减灭术手术。通常Ⅰ期至ⅢA期MPM患者,建议进行手术。无论组织学如何,手术通常不适用于ⅢB或Ⅳ期MPM患者。在进行手术前,患者必须接受仔细的评估。MPM患者的手术切除可包括:① 胸膜切除术/剥脱术(P/D;也称为全胸膜切除术,保留肺的手术),完全切除受累胸膜和所有肉眼可见的肿瘤;或② 胸膜外肺切除术(EPP),整块切除受累胸膜、肺、同侧膈肌和通常的心包。建议对P/D或EPP患者进行纵隔淋巴结清扫;应获得至少3个淋巴结站。当有手术指征时,P/D和EPP之间的选择应基于几个因素,包括肿瘤组织学和分布、分期、肺储备、手术经验和专业知识以及辅助和术中策略的可用性。P/D可能更适合不能耐受EPP的晚期MPM患者。P/D也可能有助于症状控制。

P/D术后建议行辅助化疗及半胸调强放疗(IMRT),EPP术后建议行辅助化疗及半胸放疗。不常规推荐术后即刻预防性放疗,但对于术后未行辅助化疗的患者,预防性放疗可降低手术路径转移风险。对于间皮瘤患者推荐的一线化疗方案是培美曲塞联合铂类。其他可接受的一线联合化疗方案包括:① 培美曲塞/卡铂,或② 吉西他滨/顺铂。同时,也应该给患者提供参加临床试验的选择。

四、不可手术切除MPM治疗

对于初始不可手术切除的Ⅰ～ⅢA期非肉瘤样MPM患者,可尝试行新辅助化疗后进行手术治疗,术后序贯放疗。对于确实无法手术的患者,可行全身化疗,详见可手术MPM治疗方案。对于符合贝伐珠单抗条件的不可切除MPM患者,也可先给予贝伐珠单抗、顺铂和培美曲塞,然后给予贝伐珠单抗维持治疗。对于ⅢB、Ⅳ期或病理类型为肉瘤样MPM以及不适宜手术的MPM患者,视患者一般情况,行全身化疗或支持治疗。

五、MPM后线治疗

用于指导二线及以上(后续)化疗的数据有限。最近的数据表明,免疫检查点抑制剂pembrolizumab或纳武利尤单抗联合(或不联合)伊匹木单抗可能作为MPM患者的后续全身治疗有用。后续的化疗选择包括培美曲塞(如果不是一线治疗)、长春瑞滨或吉西他滨。数据表明,如果患者对一线培美曲塞治疗反应良好,培美曲塞再激发是有效的。

小　　结

胸膜间皮瘤的诊断至关重要,应结合患者职业病史、胸腹部CT检查、胸膜活检、细针穿刺或积液细胞学等进行明确诊断,并结合组化进行亚型分类、使用第八版UICC TNM分期系统进行分期。通常可手术的Ⅰ～ⅢA期MPM患者,建议进行手术,可行P/D或EPP手术,并进行纵隔淋巴结清扫,至少获得3个淋巴结站。P/D术后建议行辅助化疗及半胸调强放疗(IMRT),EPP术后建议行辅助化疗及半胸放疗。对于初始不可手术切除的Ⅰ～ⅢA期非肉瘤样MPM患者,可尝试行新辅助化疗后进行手术治疗,术后序贯放疗。对于确实无法手术的患者,可行全身化疗。MPM一线全身治疗首选方案包括培美曲塞＋顺铂、培美曲塞＋顺铂＋贝伐珠单抗或nivolumab＋ipilimumab。

(郭亮)

参考文献

[1] Grossebner M W, Arifi A A, Goddard M, et al. Mesothelioma-VATS biopsy and lung mobilization improves diagnosis and palliation[J]. Eur. J. Cardiothorac. Surg.,1999,16(6):619-623.

[2] Thangam R, Suresh V, Kannan S. Optimized extraction of polysaccharides from Cymbopogon citratus and its biological activities[J]. Int. J. Biol. Macromol.,2014,65:415-423.

[3] Ahmad S, Raza S, Uddin R, et al. Binding mode analysis, dynamic simulation and binding free energy calculations of the MurF ligase from Acinetobacter baumannii[J]. J. Mol. Graph. Model.,2017,77:72-85.

[4] Vogelzang N J, Rusthoven J J, Symanowski J, et al. Phase Ⅲ study of pemetrexed in combination with cisplatin versus cisplatin alone in patients with malignant pleural mesothelioma[J]. J. Clin. Oncol.,2003,21(14):2636-2644.

[5] Zalcman G, Mazieres J, Margery J, et al. Bevacizumab for newly diagnosed pleural mesothelioma in the Mesothelioma Avastin Cisplatin Pemetrexed Study(MAPS): a randomised, controlled, open-label, phase 3 trial[J]. Lancet,2016,387(10026):1405-1414.

[6] Tsao A S, Pass H I, Rimner A, et al. New era for malignant pleural mesothelioma: updates on therapeutic options[J]. J. Clin. Oncol.,2022,40(6):681-692.

[7] Janes S M, Alrifai D, Fennell D A. Perspectives on the treatment of malignant pleural mesothelioma[J].

N. Engl. J. Med., 2021, 385(13):1207-1218.

[8] Kindler H L, Ismaila N, Armato S G, et al. Treatment of malignant pleural mesothelioma: american society of clinical oncology clinical practice guideline[J]. J. Clin. Oncol., 2018, 36(13):1343-1373.

[9] Thapa B, Walkiewicz M, Murone C, et al. Calretinin but not caveolin-1 correlates with tumour histology and survival in malignant mesothelioma[J]. Pathology, 2016, 48(7):660-665.

[10] Fuccio C, Spinapolice E G, Ferretti A, et al. (1)(8)F-FDG-PET/CT in malignant mesothelioma[J]. Biomed Pharmacother, 2013, 67(6):539-542.

[11] Gill R R, Yeap B Y, Bueno R, et al. Quantitative clinical staging for patients with malignant pleural mesothelioma[J]. J. Natl. Cancer Inst., 2018, 110(3):258-264.

[12] Tsao A S, Gladish G W, Gill R R. Revised modified RECIST criteria in malignant pleural mesothelioma (version 1.1): a step forward in a long race[J]. J. Thorac. Oncol., 2018, 13(7):871-873.

[13] Kindler H L, Novello S, Bearz A, et al. Anetumab ravtansine versus vinorelbine in patients with relapsed, mesothelin-positive malignant pleural mesothelioma (ARCS-M): a randomised, open-label phase 2 trial[J]. Lancet Oncol., 2022, 23(4):540-552.

[14] Halford P, Clive A O. Is there a role for prophylactic radiotherapy to intervention tract sites in patients with malignant pleural mesothelioma?[J]. Transl. Lung Cancer Res., 2018, 7(5):584-592.

[15] McCusker M G, Scilla K A, Simone C B, et al. Proton Beam Therapy and Immune Checkpoint Inhibitors in Malignant Pleural Mesothelioma[J]. J. Thorac. Oncol., 2019, 14(9):e185-e187.

[16] Popat S, Baas P, Faivre-Finn C, et al. Malignant pleural mesothelioma: ESMO Clinical Practice Guidelines for diagnosis, treatment and follow-up(☆)[J]. Ann. Oncol., 2022, 33(2):129-142.

[17] Scagliotti G V, Shin D M, Kindler H L, et al. Phase II study of pemetrexed with and without folic acid and vitamin B12 as front-line therapy in malignant pleural mesothelioma[J]. J. Clin. Oncol., 2003, 21(8):1556-1561.

[18] Adusumilli P S, Zauderer M G, Riviere I, et al. A phase I trial of regional mesothelin-targeted CAR T-cell therapy in patients with malignant pleural disease, in Combination with the anti-PD-1 agent pembrolizumab[J]. Cancer Discov., 2021, 11(11):2748-2763.

[19] Multidisciplinary Committee of Oncology CPA. Chinese guideline for clinical diagnosis and treatment of malignant pleural mesothelioma (2021 Edition)[J]. Zhonghua Zhong Liu Za Zhi, 2021, 43(4):383-394.

第十一章　胸膜间皮瘤的展望与未来

第一节　胸膜间皮瘤治疗的最新进展

恶性胸膜间皮瘤(MPM)起源于胸膜的表面浆膜细胞,是一类相对罕见而高度致命的恶性肿瘤。间皮瘤的确切发病率、患病率和死亡率在全球大部分地区尚不清楚,特别是在那些仍然使用石棉的地区,包括东欧、亚洲、南美和非洲大部分地区。由于其潜伏期长,诊断数据收集不足,以及死亡率高,很多患者在确诊前就已死亡。2020年全球恶性间皮瘤新发病例数为30870例,占全球新发恶性肿瘤的0.2%,死亡病例数为26278例,占全球恶性肿瘤死亡病例数的0.3%。

一、筛查标志物

目前学界没有针对MPM的筛查计划,但是,已经研究了几种血液生物标志物用于诊断、预后和临床随访。间皮素、fibulin-3、骨桥蛋白和乙酰透明质酸已被提议作为血液和组织中的筛选生物标志物。[1,2]HMGB1是一种有用的预后血清生物标志物,但不能被认为是诊断性的,因为它也在正常和反应性间皮细胞中表达。[3]值得注意的是,外周血DNA甲基化被提议作为暴露于石棉的MPM患者的另一种新型生物标志物,未来可能用于鉴定与MPM致癌过程相关的早期变化。[4]最近,microRNA已成为流行的生物标志物,因为它们在组织和液体中的表达稳定。特别是,据报道,胸腔积液细胞中miR-143、miR-210和miR-200c的表达可能诊断为MPM。[5]

在其他方面,免疫组织化学有助于鉴别诊断和区分MPM与转移癌。成熟的间皮标志物包括calretinin、podoplanin、cytokeratin 5/6、thrombomodulin和Wilms tumor 1(WT1)。[6]为提高灵敏度和特异性,国际间皮瘤兴趣小组建议免疫组化分析中至少包含两种标记物。[7]

MPM的存在通常首先根据影像学检查[如计算机断层扫描(CT)]被怀疑,伴有胸膜弥漫性增厚和胸腔积液。在MPM中,PET主要用于评估远处转移。[8]几项研究提出,术前CT测量的肿瘤体积是OS的独立因素。[9]

二、病理更新

胸膜恶性间皮瘤的分类总体上与2015版分类大致相同,但对于其中一些亚型的分类进行了调整,增加了原位间皮瘤,并对其概念进行了进一步精细化。

间皮肿瘤分为良性或浸润前肿瘤和间皮瘤。良性或浸润前组包括腺瘤样肿瘤、分化良好的乳头状间皮瘤和原位间皮瘤。恶性肿瘤是间皮瘤,可以是局部的或弥漫性的。侵袭性间皮瘤的组织学分类分为三种主要亚型——上皮样、肉瘤样和双相性,这在预后及治疗决策中发挥着重要作用。上皮样间皮瘤的分级和亚型分类是最近WHO胸膜肿瘤分类的主要变化之一。原位间皮瘤已成为一种精确定义的临床病理实体,诊断需要通过免疫组织化学证明BAP1或MTAP缺失,或通过FISH证明 $CDKN2A$ 纯合缺失。这两种生物标志物的使用提高了积液标本和有限组织样本的诊断敏感性,对于建立上皮样间皮瘤的诊断具有重要价值。[10]

2021年WHO上皮样间皮瘤分类的主要变化之一是分级。由于MPM总体预后差,传统上没有进行分级。Kadota等证实了根据核分级的预后分层,Ⅰ级中位生存期为28月,Ⅱ级为14月,Ⅲ级为5月。[11]随后多单位研究评估了另外的参数,发现坏死加入核分级中能进一步将MPM分层为预后分组。[12,13]在这2个研究中,"轻度"核非典型性定义为核大小和形状一致,"中度"非典型性定义为核轻度形状不规则,介于轻度和重度之间,"重度"非典型性特征为奇异增大的核或大小不一,有些核至少相差2倍。虽然以前报道的分级系统是根据核非典型性和核分裂象采用3级分级方法,但采用高级别(核分级2级伴坏死和核分级3级)和低级别(核分级1级或核分级2级不伴坏死)的2级分级系统更受欢迎(表11.1)。

表11.1 上皮样恶性间皮瘤提议的分级系统

3级核分级
核分级＝核非典型评分＋核分裂象评分的总分
核非典型评分:1＝轻度;2＝中度;3＝重度
核分裂象评分:1＝<1/10HPF;2＝2~4/10HPF;3＝>5/10HPF
总分2或3＝核级别1级;总分4或5＝核级别2级;总分6＝核级别3级
2级核分级
利用3级分级系统的核级别＋/－坏死存在
低级别＝核分级1级＋/－坏死或核分级2级不伴有坏死
高级别＝核分级2级伴坏死或核分级3级＋/－坏死

随着分子病理技术的发展以及对特殊亚型认识的不断深入,胸膜恶性间皮瘤的诊断分类可能会更进一步进行更新。

三、TNM分期

间皮瘤的TNM分期系统于2016年由国际肺癌间皮瘤分期研究协会修订(TNM 8th)。总而言之,第8版中T分期最重要的变化包括将T1a和T1b合并为一个T1类别,用于仅累及同侧的早期肿瘤。此外,肿瘤厚度被认为与OS显著相关。[14]关于N分期,数据表明淋巴结阴性(N0)比淋巴结阳性疾病具有显著的生存优势。然而,N1和N2淋巴结状态之间的存活率没有显著差异,导致N1和N2现在合并为N1类,而以前归类为N3的淋巴结现在归类为N2。[15]M分期没有变化。[16]

欧洲癌症研究和治疗组织(EORTC)和CALGB团队已经建立了预后评分系统以评估癌症患者的临床结果。对于MPM,这些模型中包含的预后因素包括年龄、性别、组织学亚型、体能状态、症状和明确的实验室值。[17]基于炎症的预后评分系统也已经通过测试以确定可比较的预测因子以及改善临床结果和指导多模式治疗方案。[18]中性粒细胞与淋巴细胞比率(NLR)、血小板与淋巴细胞比率、淋巴细胞与单核细胞比率和改良格拉斯哥预后评分(mGPS)等预后炎症指标已被验证为独立的预后因素。[19]此外,与EORTC预后评分相比,mGPS和NLR可以更好地预测OS和治疗分层。[20]治疗前C反应蛋白(CRP)也可以作为患者选择多模式治疗的标志,因为与CRP水平升高的患者相比,在多模式方法中接受根治性手术的CRP水平正常的患者的OS更长。[21]

多模式预后评分考虑了四个临床变量,如肿瘤体积、组织学、CRP水平和对化疗(chemotherapy,CHT)的反应,已经建立起来,通过识别转诊至根治性手术的患者作为多模式治疗议程的一部分来指导治疗分配,并已被证明成为OS的强大独立预测因子。[22]

四、化疗

关于一线CHT,自引入铂(顺铂或卡铂)和抗叶酸药物(培美曲塞或雷替曲塞)联合治疗以来,没有重大改善的报道。与单独基于铂的疗法(12.1个月和9.3个月)相比,该方案已被证明具有更好的OS,中位进展时间更长(5.7个月和3.9个月),并且上皮样亚型的结果最好。[23]最近,将贝伐珠单抗添加到该一线双药中使OS增加了2.7个月[24],现在已被推荐作为与顺铂和培美曲塞联合治疗不可切除的MPM的可能一线治疗方法。[25]

对于二线治疗,在一线治疗后疾病进展的情况下以及体能状态可接受的患者中,可以考虑姑息性CHT或其他实验性药物。[26]铂类再激发或单药CHT联合吉西他滨、长春瑞滨、长春花碱或蒽环类药物通常用于与最佳支持治疗相比具有生存获益的证据。[27]对于一线培美曲塞反应良好且无进展生存期(PFS)增加的患者,再次使用培美曲塞被认为有效,但与仅使用最佳支持治疗相比,OS无显著提高。

五、手术治疗

手术贯穿恶性胸膜间皮瘤的诊断、分期和治疗。根据欧洲医学肿瘤学会指南[28],MPM

的手术指征为：① 为明确诊断及分期而获得足够的组织样本；② 当胸引管不足以控制恶性胸腔积液的姑息性治疗；③ 作为多学科诊疗的一部分，主要出现在临床研究中；④ 通过(扩大)胸膜切除术/剥脱术[(e)P/D]或者胸膜外全肺切除术(EPP)而达到肿瘤宏观切除(macroscopic complete resection，MCR)。MPM手术禁忌证为：临床Ⅳ期局部不可切除或远处转移的患者，肉瘤型患者；此外，N2的患者以及混合型MPM患者也不推荐在临床试验之外进行手术。在目前的临床实践中，大多数医师认为MPM患者能从手术与新辅助治疗或者辅助治疗的联合中获益。

MPM各个手术的范围如下：① EPP：完整切除同侧肺、脏层和壁层胸膜以及累及的心包和膈肌；② (e)P/D：进行脏层和壁层胸膜的切除以移除所有的大体肿瘤，并切除膈肌和/或心包；③ P/D：进行脏层和壁层胸膜的切除以移除所有的大体肿瘤，保留膈肌和心包；④ 部分胸膜切除术：通常是以诊断或者姑息性治疗为目的，切除部分脏层和/或壁层胸膜，留下大体肿瘤。

（一）EPP

在大多数患者达到MCR的情况下，EPP手术具有可接受并发症发生率和围术期死亡率。EPP术后最常见的并发症是心房颤动(44%)，最常见的致命性并发症是急性呼吸窘迫综合征(ARDS)和肺栓塞。[29]为了预防包括ARDS在内的肺部并发症，通常使用有创血流动力学监测来指导液体管理，使用支气管镜进行检查和清除气道分泌物。此外，有文献表明手术中心的经验在这里也起着至关重要的作用，每年少于5例EPP的中心术后ARDS发生率明显较高。[30]最近的文献报道中EPP的围手术期死亡率进一步降至3%～7%可能归功于手术患者的筛选、手术经验的积累以及术后护理的改善。手术经验的积累促使了手术时间的缩短和手术方式的改进，包括用网片重建膈肌和心包、用血供良好的组织支撑支气管残端以及先进的止血方法等。[31]

在早期研究中，手术切缘阳性似乎没有影响患者的生存。然而，随后对183例患者的分析显示，切缘阴性、胸膜外淋巴结阴性和上皮样亚型的患者5年中位生存期明显延长。[32]此外，在一项对117例EPP术后至少生存3年的患者的分析中，年轻患者、女性患者、上皮样亚型、正常白细胞水平以及正常的血红蛋白或血小板计数等临床病理特征被认为是有利的预后因素。[33]同时发现，即使是晚期患者也可能从手术获益从而延长生存期。加拿大最近发表了一项评估cT1-3N0M0患者放疗后EPP可行性的研究(SMART)。最后96例患者完成了放疗后的EPP手术。其中位生存时间可达24.4月，中位无病生存期为18月，远处复发的5年累积复发率为62%，最常见的首发复发部位是对侧胸部和腹腔。[34]

（二）P/D

P/D在MPM治疗中的作用始于试图缓解肿瘤引起的症状，包括呼吸困难、咳嗽和胸痛。[35]P/D与EPP的不同之处在于，未受肿瘤侵犯的肺组织得以保留的同时进行完全剥除或去除脏层胸膜。P/D还逐渐演变为(e)P/D进行P/D的同时去除膈肌和/或心包。尽管起初的目标是姑息性治疗，P/D或(e)P/D已成为实现MCR和延长生存期的最被广泛接受的外科手术，特别是对于局限早期患者，因为其围术期死亡率较低，能改善肺功能，以及可以为年龄较大或心肺储备有限的患者提供手术机会。

在对 P/D 或(e)P/D 的系统评价中,曹等人报道围术期总的并发症发生率为 13%～48%。与 P/D 或(e)P/D 相关的最常见并发症是长时间的漏气和长时间留置胸管引流后遗症(3.5%～57%)。[36]漏气通常通过胸引管保守治疗,直至漏气消失或肺完全复张,这可能需要 2～3 周的时间。[37]在一些中心,为了预防这些并发症,患者在术后 24～48 h 内保持呼气末正压机械通气,以保持肺部最大程度充气并使渗出物填充腔隙。其他中心则倾向于尽量减少正压通气,以减少手术结束时在手术室拔管患者的漏气。另外,尽管采用先进的止血技术,P/D 由于其广泛的创面也可能出现大量失血(2～3 L)[38],术后凝血功能障碍并不少见,应积极用血液制品治疗,例如重组凝血因子、全身抗纤维蛋白溶解剂。除这些并发症外,P/D 或(e)P/D 还有与 EPP 相似的其他并发症,例如房颤,深静脉血栓,心肌梗死和脓胸等。[39]与 EPP 相比,P/D 或(e)P/D 的围术期死亡率历来较低(<10%),并且由于多是对早期患者进行手术,近年来报道的 P/D 手术死亡率进一步降低至 0%～2%。[40]

与 EPP 的研究结果相似,上皮样亚型和早期疾病仍然是 P/D 或(e)P/D 患者生存的重要预后因素。在一项对接受 EPP 或 P/D 或(e)P/D 患者的研究中,在多学科治疗的情况下,上皮样亚型、早期疾病、淋巴结状态仍能预测患者的生存。[40]

(三) P/D 和 EPP 的比较

根据最近发表的倾向评分匹配分析结果[41],两种手术方式似乎具有相似的并发症发生率,经验丰富的中心 EPP 和 P/D 分别为 48% 和 58%,与公布的数据相当(分别为 10%～82.6% 和 5.9%～55%)。每项手术都有其特定的、发生率较高的并发症,这些并发症源于每项手术的特点,两种手术的并发症无法直接比较。EPP 后,并发症可能会很快危及生命,例如支气管胸膜瘘(BPF)和 ARDS。相反,只有在 P/D 之后才会发生长时间的漏气。来自英国的数据显示 EPP 的术后 90 天死亡率为 13.5%,P/D 为 9.2%,而其他中心报告 EPP 和 P/D 的 90 天死亡率分别为 8.0% 和 0.0%。[42]

与 P/D 相比,EPP 后无进展生存期通常更长,而 P/D 的局部复发率更高。[43]最近发表的一篇荟萃分析比较了 P/D 与 EPP 的疗效,包含了 24 个评价长期结果数据集。[44]1512 名患者接受了 P/D,1391 名患者接受了 EPP。两组间 2 年死亡率无显著差异(23.8% 和 25%),但纳入的研究统计学上有显著的异质性。在有报道中位生存期的 17 项研究中,53% 的研究报道 EPP 的中位生存期较高,而报道 P/D 的中位生存期较高的有 47%。在报道至少 2 年生存率的 7 项研究中,两组患者的生存率相似。分析表明,EPP 的短期死亡率比 P/D 高 2.5 倍;因此,如果能够实现 MCR,P/D 应该是首选。

现有大型机构的文献报道采用了不同的纳入和排除标准、不同的诱导/辅助化疗方案以及不同的术中处理方案;并发症的异质定义以及不同的总生存期(OS)计算方式(从诊断时间,化疗开始和手术开始)。这些差异使得难以确定哪种手术方式更能实现以低并发症发病率和低死亡率来实现延长生存期。悉尼大学研究者分析发现:在大多数研究中 P/D 通常选择用于早期阶段,而 EPP 多用于更晚期阶段,但由于缺乏可靠的临床分期,这一决定通常在手术室进行。

六、姑息手术

在姑息治疗尝试中,建议通过胸腔镜或胸腔引流滑石浆进行VATS滑石粉胸膜固定术,而不是VATS部分胸膜切除术,因为后者不会增加存活率,而且滑石粉胸膜固定术并发症较少且恢复较早。[45]植入式导管可为MPM患者提供有效的姑息治疗,尽管据报道导管道转移是留置胸膜导管(indwelling pleural catheter,IPC)的潜在并发症。[46]MesoTRAP试验正在比较胸腔镜胸膜切除术/剥脱术与IPC使用,以确定间皮瘤和胸腔积液患者的最佳治疗方法。[47]

七、放射治疗

单侧胸腔放疗有两个方面的应用,涉及术前(surgical and large-bore pleural procedures in malignant pleural mesothelioma,SMART)和术后(intensity-modulated pleural radiation therapy,IMPRINT)的IMRT应用。CHT和保留肺的胸膜切除术/剥脱术后的单侧胸腔调强胸膜放射治疗已被证明是一种安全的方法,放射性肺炎的发生率在可接受范围内。[48]对手术端口部位进行预防性照射以降低MPM手术道转移的风险仍存在争议。[49]关于基于手术的治疗后的复发模式,只有IMRT显示出控制局部区域复发的改进,大多数复发发生在对侧或远端,而手术和术中加热局部CHT显示同侧和局部复发率显著增高。[50]

八、免疫疗法

(一)免疫检查点抑制剂

CSCO免疫检查点抑制剂临床应用指南见表11.2。

表11.2　CSCO免疫检查点抑制剂临床应用指南

治疗线数	Ⅰ级推荐	Ⅱ级推荐	Ⅲ级推荐
一线治疗	纳武利尤单抗＋伊匹木单抗(1A类)	度伐利尤单抗联合培美曲塞＋顺铂(2A类)	纳武利尤单抗＋联合培美曲塞＋顺铂(3类)
二线治疗	纳武利尤单抗(1A类)		纳武利尤单抗＋伊匹木单抗(3类) 度伐利尤单抗＋trmelimumab(3类) 帕博利珠单抗(3类)
三线及以上治疗	纳武利尤单抗(1A类)		帕博利珠单抗(3类)

一线治疗:纳武利尤单抗-伊匹木单抗可观察到最佳治疗结果。与在小细胞肺癌中一样,试验数据表明,在复发性MPM患者中,相比作为挽救疗法,PD-1抑制剂用于起始治疗是更好的治疗策略。PD-L1能否用于患者选择仍然不确定。对于非上皮样亚型,CheckMate 743中一线化疗的治疗活性有限,一线使用纳武利尤单抗-伊匹木单抗的OS获益更大。

二线治疗：PROMISE-meso 和 CONFIRM 试验中，帕博利珠单抗或纳武利尤单抗单药的疗效相对较低；因此，纳武利尤单抗-伊匹木单抗组合是一种替代方案，特别是既往没有使用过检查点抑制剂的患者。对于上皮样亚型，纳武利尤单抗-伊匹木单抗通常是一线首选，当一线治疗未使用该双免疫方案时，单药帕博利珠单抗、单药纳武利尤单抗或纳武利尤单抗-伊匹木单抗组合是 MPM 复发后的治疗方案。

鉴于尚不确定 PD-L1 的效能，我们迫切需要可有效识别受益于单药或双免疫治疗的最佳患者人群的预测性生物标志物。由于 CheckMate 743 中观察到双免疫组、化疗组的 PFS 曲线早期交叉，期待三项正在进行的前瞻性随机一线化疗-免疫联合试验（IND227、BEAT-MESO 和 DREAM3R）可提供更多的 PD-(L)1 疗效和生物标志物的研究数据，这些试验正在评估化疗-帕博利珠单抗、化疗-阿替利珠单抗-贝伐珠单抗和化疗-德瓦鲁单抗组合。MPM 药物治疗的新时代有望继续，免疫疗法仍然是未来药物治疗的支柱。

（二）新型免疫治疗的方法

除了化疗之外，几种合理改善 ICI 结果的策略正在临床研究中[51]，这可能为 MPM 患者的下一代有效免疫疗法铺平道路。这些研究采用了广泛的方法。包括抗 VEGF 抗体贝伐珠单抗（可有利于重塑 TME）与 atezolizumab 的联合治疗、MPM 疫苗、工程细胞因子、CAR-T 细胞治疗等（图 11.1）。

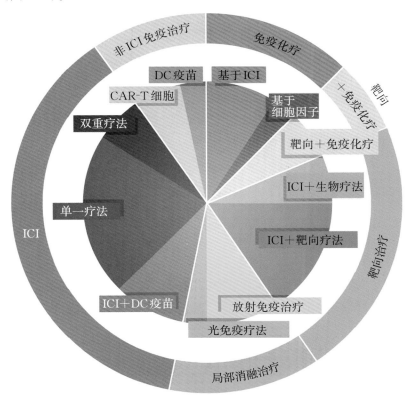

图 11.1　目前正在临床研究中的免疫治疗组合策略[51]

免疫疗法现在已经成为 MPM 患者的标准治疗方法。然而，大多数治疗反应的持久性仍然很短，患者不可避免地会有疾病复发，在二线及以上治疗中没有可用的选项。然而，该领域目前是一个活跃的研究领域，正在进行的若干三期试验的结果预期在不久的将来会出现。尽管取得了这些进展，但我们对免疫疗法反应的基础因素的理解是有限的。此外，为了进一步改善间皮瘤患者的预后，需要对 T 细胞介导的免疫抑制的原发性和继发性耐药相关机制进行深入了解。

九、多模式治疗

涉及 EPP 与新辅助或辅助 CHT 和辅助放疗的三联疗法已被认为是一种广泛而积极的治疗方法，中位 OS 为 12.8～46.9 个月，无病生存期为 10～16.3 个月，围手术期死亡率为 0%～12.5%，总体围手术期发病率为 50%～82.6%。[44]多伦多小组在放射治疗后间皮瘤手术（SMART）方案中引入的另一种可切除 T1-3、N0、M0 疾病的多模态方法，包括新辅助调强放疗（IMRT），然后是 EPP 和辅助 CHT，特别是证明了可行的结果与使用新辅助 CHT、EPP 和辅助 IMRT 的多模态治疗相比，在上皮样亚型中。由于许多中心已经不再选择 EPP 作为根治性手术的选择，多伦多小组已经启动了使用广泛胸膜切除术（SMARTER）试验（NCT04028570）的放疗后间皮瘤手术，目的是找到最高可能的剂量水平侧胸放疗允许进行侵袭性较小、保留肺的胸膜切除术/剥脱术。[52]在多模式管理中，已经研究了胸腔内热疗 CHT（HITHOC）和光动力疗法（PDT）方面的化疗药物在增加手术局部区域效应方面的潜在作用。[53]特别是，HITHOC 在与 EPP 或胸膜切除术/剥脱术联合使用时使用最流行的细胞毒剂顺铂，然后是多柔比星和丝裂霉素 C 的疗效可以根据最近的荟萃分析进行验证，表明更长的中位生存期以及更长的无复发生存。[54]在 I 期试验中，与其他腔内 CHT 方法相比，腔内顺铂-纤维蛋白 CHT 最近被证明是局部肿瘤控制中有前途且安全的概念，可以降低的全身毒性和发病率。[55]关于 PDT 的益处，即使在局部晚期阶段，被诊断患有该病的上皮样亚型并接受了保留肺的胸膜切除术/剥脱术的患者也能观察到显著的存活率。[56]

小　结

MPM 的管理仍然很复杂。已经提出了用于诊断和预后分层的生物标志物。体积测量至关重要，因为它可以预测 OS 并评估治疗反应。（扩大）胸膜切除术/剥脱术优于 EPP，并且 IMRT 是结合两种手术选择的有效方法。腔内 CHT 和 PDT 的益处仍需进一步研究。

在培美曲塞/顺铂中加入贝伐珠单抗以及使用纳武单抗/伊匹单抗作为一线治疗的双重免疫疗法证明了整体临床结果的益处。尽管取得了这些进展，但我们对免疫疗法反应的基础因素的理解是有限的。此外，为了进一步改善间皮瘤患者的预后，需要对 T 细胞介导的免疫抑制的原发性和继发性耐药相关机制进行深入了解。

鉴于尚不确定 PD-L1 的效能，我们迫切需要可有效识别受益于单药或双免疫治疗的最佳患者人群的预测性生物标志物。由于 CheckMate 743 中观察到双免疫组、化疗组的 PFS 曲线早期交叉，期待三项正在进行的前瞻性随机一线化疗-免疫联合试验（IND227、

BEAT-MESO 和 DREAM3R)可提供更多的 PD-(L)1 疗效和生物标志物的研究数据,这些试验正在评估化疗-帕博利珠单抗、化疗-阿替利珠单抗-贝伐珠单抗和化疗-德瓦鲁单抗组合。MPM 药物治疗的新时代有望继续,免疫疗法仍然是未来药物治疗的支柱。

第二节　胸膜间皮瘤治疗的未来

恶性胸膜间皮瘤(MPM)的结果是令人沮丧的,5 年生存率为 5%～10%。[57] MPM 难以早期识别,因为其早期发展往往没有症状。相反,MPM 患者往往在病程晚期出现,一旦出现呼吸困难或胸痛,例如由于肿瘤包裹肺部、胸腔积液和/或肿瘤直接侵入胸壁或纵隔。这些是最常见的表现症状,同时还有不适、疲劳、厌食、体重减轻和出汗,这些症状往往随着疾病的发展而变得更加频繁。由于这种表现模式,大多数 MPM 患者并不表现为早期疾病。

MPM 预后可以沿着胸膜间皮瘤的连续性在组织学亚型中进一步分层。最常见的亚型,即上皮样亚型,占 50%～70% 的病例,类似于良性、反应性间皮细胞,预后最佳。[58] 相反,类肉瘤亚型占 10%～20% 的病例,由纺锤形细胞组成,具有侵袭性,通常对细胞毒治疗有抵抗力,因此预后最差(在一些研究中的中位生存期为 4 个月)。[59] 其余的亚型,即双相性亚型,占 30%～40% 的病例,同时具有上皮样和肉瘤样的特征,因此预后介于两者之间。

其他的预后因素包括欧洲癌症研究和治疗组织(EORTC)的综合评分,该评分考虑了组织学与年龄、性别、白细胞计数、诊断概率[60]、内质网应激标志物 CHOP[61]、基质标志物 CD31[62]、单羧酸盐转运体 4(MCT4)[63] 以及上皮-间质转化相关分子 periostin 和 PTEN。[64] 最近的研究表明,B7 同源物 1(B7-H1,又称程序性细胞死亡 1 配体 1)的表达[65],出现体重减轻、贫血和低白蛋白[66],间皮瘤预后测试(MPT)的不良风险以及肿瘤体积大于 200 cm^3[67] 与 MPM 的不良生存有关。与单纯的传统临床分期相比,考虑到这些因素,可以改善治疗分层和预后。

尽管研究者从这些不同的预后因素中得到了启示,但 MPM 的高发病率和高死亡率仍然存在,这就需要有新的治疗方向。

MPM 的治疗方式主要包括手术、化疗和放疗。间皮瘤的一线治疗方案不断发展,包括 VEGF 抑制剂、化疗和双重免疫检查点抑制剂相结合,同时也在探索这些疗法与通过生物标志物预测反应之间的协同作用。间皮瘤的实验治疗方法不断发展,包括 PARP 和 ALK 抑制剂、树突状细胞、抗间皮素疫苗、溶瘤病毒疗法和 CAR-T 细胞疗法,代表着该领域的及时进展,具有应用前景。

一、检查与诊断

根据《恶性胸膜间皮瘤(MPM)诊治共识(2022)》,胸腹部增强 CT 是目前 MPM 首选的影像学诊断方法。超声检查、PET-CT 和 MRI 等影像学方法有各自的特点和优势,可根据不同情况优先选择使用(强推荐,Ⅱ类证据):推荐将超声和CT引导的穿刺活检作为标准操作,包括疑似MPM锁骨上、肝脏等处转移时。推荐将胸腔镜检查和活检作为在特定情况下的有效补充手段,以及进行胸膜肿瘤扩散镜检分期的标准操作(强推荐,Ⅱ类证据)。组织病理学检查是诊断MPM的金标准。不同组织学亚型预后不同,因此组织样本的病理诊断应提示组织学亚型。原位间皮瘤已被列入2021版WHO分类中,可通过免疫组化检测BAP1和/或MTAP丢失,和/或通过荧光原位杂交检测*CDKN2A*纯合子缺失辅助诊断。上皮样弥漫性间皮瘤的核分级,建议在病理报告中记录核分级和其他组织学预后特征(强推荐,Ⅱ类证据)。免疫组化在恶性间皮瘤的诊断中尤为重要,推荐至少选用3个间皮瘤标记和3个其他肿瘤标记。免疫组化检测BAP1、EZH2和MTAP可用于鉴别良性间皮增生和恶性间皮瘤。MPM中最常见的基因改变包括*BAP1*、*CDKN2A*、*NF2*、*TP53*、*SETD2*和*LATS2*(图11.2)。对于无石棉暴露史、发病年龄低、有多种肿瘤家族聚集现象的患者,推荐BAP1胚系检测(强推荐,Ⅲ类证据)。

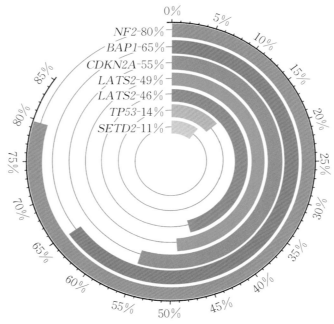

图11.2　间皮瘤的染色体碎裂和常见突变
当同时考虑拷贝数改变和突变时,根据癌症基因组图谱分析(TCGA),
NF2、*BAP1*和*CDKN2A*是最常突变的基因。[68]

二、手术和放疗

治疗MPM的手术方法包括部分胸膜切除术(部分切除受累的胸膜)、胸膜切除术/剥脱术(P/D,切除顶胸膜和内脏胸膜以及受累肺部的任何部分)、(扩大)胸膜切除术/剥脱术(切除顶层和内脏胸膜、可见肿瘤、心包和横膈膜),以及胸膜外全肺切除术(EPP),切除肺、胸膜、心包和横膈膜，目的是实现肿瘤宏观切除（MCR）。[28]

在这一系列的手术方法中，最激进的方法是EPP，其5年生存率为14％，中位生存期为18个月。[69]然而，在第一个关于EPP和术后放疗与不做EPP/放疗的随机试验中（都是在标准铂类化疗的情况下），手术组的总生存期（OS）较短（14.4个月和19.5个月），发病率明显较高（手术和放疗并发症包括再次手术、心肺并发症、感染、肺炎、腹水、疼痛和死亡）。[70]虽然这项英国的间皮瘤和根治性手术（mesothelioma and radical surgery，MARS）随机可行性研究的结果是负面的，但有人认为，最初筛选的组以及最终的手术和放疗组的相当大的出组率，以及非手术组更有利的生物疾病，可能对研究结果产生了问题。[71]反之，胸膜部分切除术（partial pleurectomy，PP）是最不激进的选择，也没有导致生存率的提高（PP的1年生存率为52％，而滑石粉胸膜切除术的1年生存率为57％），但有着更多的并发症和更长的住院时间。[45]因此，正在进行的MARS2研究正在调查唯一剩下的根治性治疗方案，即（扩大）胸膜切除术/剥脱术[（e）P/D]。[72]该研究在标准化疗的背景下，对（e）P/D与不做（e）P/D进行了比较。

放疗试验也很有限，现有的随机数据还没有显示出生存率的提高，如Ⅱ期SAKK 17/04试验中，新辅助化疗和胸膜外肺切除术后的胸腔放疗显示，放疗组的中位生存期为19.3个月，而不放疗组为20.8个月。[73]同样，在预防胸壁侵犯的预防性照射的随机试验中也出现了负面结果，如Ⅲ期预防性照射（prophylactic irradiation of tracts，PIT）[74]和Ⅲ期恶性胸膜间皮瘤的手术和大剂量放疗试验（surgical and large-bore procedures in malignant pleural mesothelioma and radiotherapy，SMART试验）。[49]正在进行的随机试验正在评估调强放疗和放疗在疼痛控制中的作用。[75]如果在这些研究中也出现负面结果，常规放疗的作用将被进一步削弱。

三、系统性治疗

第一个一线标准的系统治疗方案是由Ⅲ期EMPHACIS研究确定的，该研究显示顺铂联合培美曲塞组的中位总生存期（12.1个月）优于单用顺铂组（9.3个月），因此于2004年获得美国食品和药物管理局（FDA）批准。[76]同样，顺铂联合雷替曲塞被证明优于单用顺铂（中位总生存期为11.4个月和8.8个月，与健康有关的生活质量测量量表无差异），证实顺铂联合叶酸拮抗剂在MPM患者中优于单用顺铂，且对与健康有关的生活质量无严重损害。[23]在确立了一线培美曲塞和铂类治疗的效用后，Ⅱ期CALGB 30901研究调查了一线治疗后维持培美曲塞对比安慰剂的作用，并没有显示中位无进展生存期（PFS）或OS的显著增加（分别为3.4个月和3个月，16.3个月和11.8个月，$P>0.6$）[77]，尽管这项研究的招募目标没有达到。

血管生成是癌症的一个标志，在MPM中被作为靶向治疗，但结果不一。针对血管生成的多个方面的多激酶抑制剂如cediranib（一种针对VEGFR 1-3、c-Kit和PDGFR-β的TKI）和nintedanib（一种针对VEGFR 1-3、FGFR 1-3、PDGFRα/β和Src-家族成员的TKI）最初在MPM中与化疗联合使用时似乎很有效，但最终分别因毒性和缺乏大型研究的可重复性而受到限制。[78]更有希望的结果出现在Ⅲ期MAPS研究中，证明贝伐单抗，一种人源化的抗

VEGF-A单克隆抗体,当与MPM的一线化疗联合使用时,与单独化疗相比,生存率有所提高(中位OS:18.8个月和16.1个月,$P<0.02$)。[24]因而,贝伐单抗被纳入美国国家综合癌症网络(National Comprehensive Cancer Network,NCCN)指南,作为不可切除的MPM的潜在一线治疗方法,尽管它还没有获得FDA批准用于MPM。同样,Ⅱ期RAMES研究表明,当雷莫芦单抗(一种人源化抗VEGFR2单克隆抗体)与吉西他滨联合使用时,与单独化疗相比有生存优势(中位OS:13.8个月和7.5个月,$P<0.03$),适用于二线治疗的MPM患者(在一线培美曲塞/铂类化疗期间或之后出现疾病进展的患者)。[79]然而,截至2022年3月,雷莫芦单抗联合吉西他滨尚未被纳入NCCN指南,也没有获得FDA对该适应证的批准。

免疫检查点抑制(ICI)是一个对各种实体瘤具有变革意义的治疗手段,多项试验显示ICI对间皮瘤也有临床益处。虽然Ⅲ期PROMISE-Meso试验没有显示pembrolizumab(PD-1抑制剂)比标准化疗对复发的MPM有生存优势[80],但Ⅲ期CONFIRM试验显示nivolumab(PD-1抑制剂)比安慰剂对复发的MPM有生存优势(总生存期10.2个月和6.9个月,$P<0.01$)。[81]为进一步论证将ICI纳入MPM治疗,Ⅲ期CheckMate 743试验显示,在未经治疗、不可切除的MPM患者中,nivolumab加ipilimumab(PD-1加CTLA-4抑制剂)与化疗相比,有OS获益(18.1个月和14.1个月,$P<0.01$)。[82]在非上皮性变异的间皮瘤患者中,生存获益更为明显,往往有明显的反应。因此已被FDA批准用于一线,标志着MPM治疗的一个重大进步。CM743在对照组中没有包括血管内皮生长因子抑制剂,因为该试验开始的时间和贝伐珠单抗没有得到监管部门的批准,尽管现在正在探索联合血管内皮生长因子和免疫检查点的抑制,这将在下面讨论。

四、化疗免疫疗法

在ICI治疗的良好效果基础上,Ⅱ期DREAM研究:在铂类-培美曲塞化疗期间和之后给予durvalumab(一种抗PD-L1抗体),使57%的患者在6个月内获得无进展生存,中位OS为18.4个月。[83]Ⅲ期DREAM3R研究发现:durvalumab与化疗作为晚期胸膜间皮瘤的一线治疗正在招募患者。最近的2期PrE0505试验同时使用Durvalumab和基于铂类化疗达到了20.4个月的中位生存期,而历史对照则为12.1个月。[84]PrE0505试验还有趣地指出,癌症易感基因的种系改变,特别是涉及DNA修复的基因,患者更有可能获得长期生存。加拿大癌症试验小组也在研究免疫疗法与标准化疗的随机Ⅱ/Ⅲ期研究,即pembrolizumab(一种PD-1抑制剂)与一线化疗的对比。[85]积极的结果将有助于证明ICI治疗和化疗之间的协同作用。

同样,ICI治疗、化疗和抗血管生成治疗之间的协同作用也在探索之中。虽然MAPS和RAMES显示了抗血管生成疗法与化疗联合使用的益处,但BEAT-meso研究正在研究在一线MPM,与单独使用贝伐单抗的化疗相比,在化疗和贝伐单抗的基础上增加免疫疗法是否能改善结果。这项多中心、随机、Ⅲ期研究估计于2024年底前完成。

ICI疗法在MPM中的积极结果有些出乎意料,因为从ICI疗法中看到明显生存获益的肿瘤类型通常具有较高的肿瘤突变负担,而MPM的突变负担非常低。[86]因此,确定生物标志物来预测结果并指导MPM的ICI疗法的使用将具有重要的作用。有研究表明,染色体重排存在于间皮瘤中,并具有新抗原的潜力。[87]最近一项研究调查了用ICI治疗的MPM的肿瘤负荷和抗原呈现作为生物标志物,发现肿瘤负荷不能预测OS,但肿瘤负荷和"抗原处理和肽抗原呈现的调节"基因组之间的相互作用可以预测总生存率。[88]最近的PrE0505试验也发现,较高程度的基因组不稳定性与生存结果相关。[84]这些发现表明,进一步开展基因组学方法评估肿瘤负荷和抗原处理与表达的工作,可能有助于考虑进行ICI治疗的患者进行分层和预后。

五、树突状细胞疗法

一种发展中的MPM细胞疗法涉及树突状细胞(DC)以促进对选定抗原的免疫刺激反应。通过包括自体肿瘤裂解物、异体肿瘤裂解物提供的抗原以及树突状细胞与化疗相结合,已经显现了临床治疗反应,目前正在招募的Ⅱ/Ⅲ期树突状细胞免疫治疗间皮瘤(dendritic cell immunotherapy for mesothelioma, DENIM)试验将进一步阐明DC在MPM中是否有作用。[89]

六、溶瘤病毒疗法

由于胸膜/腹膜疾病很适合病毒疗法的直接瘤内注射,因此,溶瘤病毒疗法代表了间皮瘤的一种有吸引力的新兴疗法。这些病毒疗法通过直接和间接的肿瘤活动,通过裂解肿瘤细胞,也通过诱导免疫反应发挥作用。早在1994年,人们发现人类间皮瘤细胞系通过携带大肠杆菌lacZ标记基因的复制缺陷重组腺病毒易受腺病毒感染。[90]这项研究显示了病毒作为人类间皮瘤的基因治疗载体的潜力。ONCOS-102是一种双靶点的嵌合腺病毒,编码人类GM-CSF,与一线化疗相结合时也具有协同抗肿瘤活性。[91]因此,现在有几项正在进行的临床试验,研究腺病毒载体作为单一疗法或作为联合疗法,如ONCOS-102与卡铂/培美曲塞、干扰素α-2b与塞来昔布/吉西他滨或与塞来昔布/培美曲塞,甚至与ICI疗法联合。单纯疱疹病毒1型、麻疹病毒、疫苗病毒、新城疫病毒、逆转录病毒和再障病毒也被研究用于间皮瘤,目前的临床试验主要集中在疫苗病毒方面。[92]

七、基因组靶向治疗

虽然MPM的肿瘤突变负担相对较低,但MPM中最常受影响的关键肿瘤抑制基因包括*BAP1*、*NF2*和*CDKN2A*。*BAP1*,即BRCA1相关蛋白1羧基末端水解酶,于1998年被确认为一种影响BRCA1蛋白活性的核蛋白,尽管确切的机制仍不清楚。然而,很清楚的是,继承了*BAP1*突变等位基因的个体有发展一种或多种恶性肿瘤的风险,最常见的是葡萄膜或皮肤黑色素瘤、透明细胞肾细胞癌和间皮瘤。[93]在间皮瘤中,虽然机制尚不清楚,但*BAP1*突变显示出与散发性疾病相比,预后更好,生存率高达7倍以上。由于BAP1和BRCA1之间的相互作用,现在的研究正在尝试用PARP抑制剂治疗的可能性,间皮瘤分层治疗(mesothelioma stratified therapy, MiST)非随机Ⅱ期试验显示,用rucaparib对任何类型的难治性恶性间皮瘤进行PARP抑制,12周时疾病控制率为58%,24周时为23%,且耐受性良好。[94]然而,一项类似的用olaparib抑制PARP的非随机Ⅱ期试验显示,与野生型相比,BAP1突变组的PFS和OS下降(2.3个月和4.1个月,4.6个月和9.6个月)。[95]BAP1还与促进肿瘤生长和侵袭的PRC2(polycomb repressor complex 2)相互作用;因此,PRC2抑制剂tazetostat在一项Ⅱ期试验中被研究,12周时疾病控制率为51%。[96]

*NF2*编码Merlin,它通过YAP和TAZ控制致癌基因的表达,从而影响Hippo途径。[97]许多间皮瘤标本有异常的YAP激活,通过抑制YAP的下游目标——Rho相关激酶(Rho-associated kinase,ROCK),或通过使用verteporfin破坏YAP-TEA域转录因子的相互作用来针对这一通路,已经被证明可以阻碍体外间皮瘤细胞的增殖/侵袭。[98]

*CDKN2A*编码p16^{INK4a}和p14^{ARF},它们分别通过抑制细胞周期蛋白依赖性激酶CDK4和CDK6介导的视网膜母细胞瘤蛋白的磷酸化和阻止p53降解来调节细胞周期。[99]许多间皮瘤病例都有*CDKN2A*缺失,通过CDK4/6激酶抑制palbociclib与PI3K/AKT/mTOR抑制联合使用时,显示出阻碍间皮瘤细胞增殖的协同能力。[100]由于肿瘤抑制因子p16^{INK4a}(CDK4/6的内源性抑制因子)的丢失,*CDKN2A*的丢失也与总生存期的缩短有关。因此,2期MiST2研究用abemaciclib对p16^{INK4a}阴性间皮瘤进行CDK4/6抑制,发现26名患者中有14名(54%)在12周时疾病得到控制。[101]

除了上述间皮瘤的功能缺失突变外,还出现了关于致癌性融合的病例报告,即腹膜间皮瘤中的EWSR1[102]和ALK[103],这就提出了ALK抑制是否能在间皮瘤中证明成功的问题,还需临床研究证实。

八、癌症疫苗

癌症疫苗旨在通过靶向间皮素刺激免疫系统破坏间皮瘤细胞。靶向间皮素的单克隆抗体在Ⅰ/Ⅱ期研究中显示出可接受的耐受性和总生存率的提高[104],而含有细菌成分的疫苗(经设计表达人类间皮素的单细胞李斯特菌[105]和融合了抗间皮素抗体的假单胞菌外毒素A[106])在Ⅰ/Ⅱ期试验中显示出有限的疗效,但在与化疗结合时,反应活性更有希望。[107]WT1(Wilms tumor 1)肽类似物疫苗与免疫佐剂(蒙脱石散和GM-CSF)相比,也显示出潜在的反应活性。[108]mRNA疫苗将有望为探索间皮瘤的癌症免疫疗法提供一个新平台。

九、细胞增殖和迁移靶标

癌细胞增殖和迁移的一个调节器是FAK(focal adhesion kinase),它可被Merlin减弱以抑制癌细胞迁移。[109]基于这一机制,单独使用FAK抑制剂[110]和与MEK抑制剂曲美替尼[111]的试验发现,Merlin阴性肿瘤与Merlin阳性肿瘤相比,中位PFS有所提高。另一个在细胞增殖和迁移中很重要的酪氨酸受体激酶是MET,它在间皮瘤中过度表达。[112]通过tivantinib抑制MET,同时抑制PI3K[113],现在tivantinib与一线化疗治疗间皮瘤和NSCLC的Ⅰ/Ⅱ期试验正在进行。

十、CAR-T 细胞疗法

基因工程嵌合抗原受体 T(chimeric antigen receptor-T，CAR-T)是通过现代分子生物技术构建的融合蛋白，该细胞疗法在血液学恶性肿瘤中取得了成功。

嵌合抗原受体(CAR)是通过现代分子生物技术构建的融合蛋白。CAR 通常由 3 部分组成：细胞外抗原识别区、跨膜区和细胞内信号转导区，细胞外抗原识别区是 CAR 特异性识别肿瘤抗原的基础。[114]CAR-T 的单链可变片段(scFv)可以特异性识别肿瘤相关抗原，这间接提示 CAR-T 与肿瘤之间存在着靶向关系(图 11.3)。

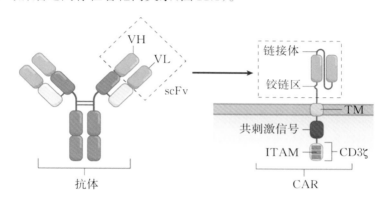

图 11.3　CAR 结构

注：ITAM：免疫受体酪氨酸激活基序；VH：重链可变域；VL：轻链可变域。

标准第二代嵌合抗原受体(CAR)与单克隆衍生的单链可变片段(scFv)抗体通过跨膜结构域(TM)连接到一个共刺激信号结构域(例如，来自 CD28 或 4-1BB)和细胞内的 CD3ζ 信号域。CD28 允许快速扩增，但耐久性较差，4-1BB 促进持续的效应功能和持久性。

（一）靶向间皮素的 CAR-T 治疗

对于 CAR 来说，间皮素是一个比较适宜的靶点，其在正常间皮组织中表达较少，在大部分上皮性 MPM 中过表达，参与了肿瘤的恶性转化，与肿瘤侵袭性显著相关，导致局部侵袭和转移。[115]在宾夕法尼亚大学进行了一项关于毒性评估的初步研究(NCT01355965)，其使用了包含 CD3-ζ 和 4-1BB 信号结构域的抗间皮素 CAR-T。结果显示 CAR-T 的安全性良好，但却未获得一致的临床反应，仅 2 例患者的肿瘤缩小。[116]纪念斯隆凯瑟琳医院的研究人员也进行了一项临床试验(NCT02414269)，其开发了一种新型的 CAR-T，42%(14/33)的患者腔内注射和 58%(19/33)的患者瘤内注射，克服了 CAR-T 细胞运输至肿瘤细胞的障碍。所有程序均在 T 细胞解冻后 2 h 内完成。没有发生大于 1 级的相关不良事件，证实了影像引导 CAR-T 细胞胸腔内递送 MPM 中是可行的、可重复的和安全的。[117]

（二）靶向 FAP 的 CAR-T 治疗

FAP 是一种跨膜丝氨酸蛋白酶，在正常细胞中低表达，在 3 种 MPM 亚型的细胞基质中过表达。[118]在小鼠皮下MPM模型中,靶向FAP的CAR-T具有抗肿瘤效力且毒性较小。[119]苏黎世大学开发了一种具有CD3ζ和CD28信号转导结构域的靶向FAP的CAR-T,后期研究表明CAR-T可以诱导杀伤表达FAP的肿瘤细胞。[118]基于这些临床前研究,学者们启动了一项Ⅰ期临床试验,以评估胸膜内注射靶向FAP的CAR-T对MPM患者的安全性(NCT01722149)。[120]

(三)其他潜在靶点

研究表明,表皮生长因子受体与人类表皮生长因子受体4(human epidermal growth factor receptor 4,HER4,又称ErbB4)[121]、癌胚细胞表面糖蛋白[122]、硫酸软骨素蛋白多糖4[123]在不同的MPM细胞系中过表达,其有望成为潜在的治疗MPM的CAR-T新靶点。

有研究显示,通过共表达嵌合PD1CD28受体能够增强靶向晚期实体肿瘤的CAR-T活性,通过多种机制实现对实体肿瘤的抑制,与单独使用CAR-T或PD-1抑制剂的治疗相比,肿瘤引起的机体功能减退程度降低。[124]另外,PD-1抑制剂能够挽救CAR-T功能,但其作用时间短暂,并且需要重复施予PD-1抑制剂才能抑制肿瘤进展。[125]在MPM小鼠中,PD-1抑制剂联合CAR-T可以更好地控制肿瘤生长,并且具有长达21天的持久性功能,因此,有必要对该优化的CAR-T疗法做进一步的临床研究。[126]

(四)不足之处

CAR-T疗法也会引起严重的治疗相关毒性,Locke等的研究显示其毒性范围为49%~73%。Servais等报道了CAR-T疗法严重的不良事件,1例患者在第3次接受输注间皮素介导的CAR-T后出现严重过敏反应和心脏骤停。尽管CAR-T疗法在MPM中具有一定的疗效,但上述研究也暴露出其令人担忧的危害性。CAR-T疗法旨在诱导肿瘤特异性T淋巴细胞侵入免疫抑制性肿瘤微环境,需要进一步研究证实CAR-T疗法对MPM等实体肿瘤的机制及其优劣势。

小　　结

由于间皮瘤的相对罕见性和患者间的异质性,其治疗进展一直很缓慢。然而,虽然恶性间皮瘤的发病率在美国和其他西方国家由于工作方式不再使用石棉而温和下降,但石棉在印度和中国等国家的使用却在增长,这表明继续需要对恶性间皮瘤进行临床研究,以改善我们目前和未来患者的预后。

随着对肿瘤生物学认识水平的上升以及对动态免疫系统促癌及促炎成分间平衡的更深刻理解,培养和利用人体自身资源用以抗击疾病显得比以往任何时候都重要。CAR-T疗法在MPM方面的技术正快速发展,当前该疗法面临许多挑战,例如:① 促使CAR-T作用的靶点;② 增强CAR-T的功能持久性;③ 克服肿瘤微环境中的抑制信号;④ 寻找最佳的抗原靶标预防肿瘤复发。其中最重要的是寻找最佳的实体肿瘤抗原靶标,其表达应仅限于肿瘤细胞或仅在正常组织中以极低水平出现。CAR-T疗法的毒性作用引发细胞因子释放综合征和神经系统事件是最常见的与治疗相关的严重不良事件,应对和克服这些困难的CAR-T疗法改进方式应被更深入地研究。评估和影响MPM中免疫抑制性肿瘤微环境的特征并阻止

T淋巴细胞浸润或损害细胞毒性T细胞的功能,是建立整体治疗方法的保证。解决这些问题,将为肿瘤患者开辟一条崭新的道路并造福人类。

因此,上面讨论的治疗进展,包括免疫检查点抑制、血管生成抑制、CAR-T和树突状细胞疗法、溶瘤病毒疗法、抗间皮素疗法、PARP、CDK 4/6和ALK抑制,以及正在进行的对这些群体之间的协同作用的研究和生物标志物的鉴定,以进一步完善和预示这些群体中的患者,代表了该领域的及时进展和这种具有挑战性的疾病的令人兴奋的未来。

(陈健)

参考文献

[1] Pass H I, Levin S M, Harbut M R, et al. Fibulin-3 as a blood and effusion biomarker for pleural mesothelioma.[J]. N. Engl. J. Med., 2012, 367(15):1417-1427.

[2] Mccambridge A J, Napolitano A, Mansfield A S, et al. Progress in the Management of Malignant Pleural Mesothelioma in 2017[J]. J. Thorac. Oncol., 2018,13(5):606-623.

[3] Rrapaj E, Trisolini E, Bertero L, et al. Expression analysis of HMGB1 in histological samples of malignant pleural mesothelioma[J]. Histopathology, 2018, 72(6):1039-1050.

[4] Guarrera S, Viberti C, Cugliari G, et al. Peripheral blood DNA methylation as potential biomarker of malignant pleural mesothelioma in asbestos-exposed subjects[J]. J. Thorac. Oncol., 2019,14(3):527-539.

[5] Birnie K A, Cecilia M. Prêle, Musk A W B, et al. MicroRNA signatures in malignant pleural mesothelioma effusions[J]. Dis. Markers, 2019,2019:8628612.

[6] Gueugnon F, Leclercq S, Blanquart C, et al. Identification of novel markers for the diagnosis of malignant pleural mesothelioma[J]. Am. J. Pathol., 2011, 178(3):1033-1042.

[7] Comin C E, Novelli L, Cavazza A, et al. Expression of thrombomodulin, calretinin, cytokeratin 5/6, D2-40 and WT-1 in a series of primary carcinomas of the lung: an immunohistochemical study in comparison with epithelioid pleural mesothelioma.[J]. Tumori, 2014, 100(5):559-567.

[8] Ferdinandus J, Barbato F, Chodyla M, et al. Volumetric PET response assessment outperforms conventional criteria in patients receiving high-dose pembrolizumab for malignant mesothelioma[J]. J. Nucl. Med., 2021,62(2):191-194.

[9] Rusch V W, Gill R, Mitchell A, et al. A multicenter study of volumetric computed tomography for staging malignant pleural mesothelioma[J]. Ann. Thorac. Surg., 2016,102(4):1059-1066.

[10] Dacic S. Pleural mesothelioma classification-update and challenges[J]. Mod. Pathol., 2022,35(Suppl 1):51-56.

[11] Kadota K, Suzuki K, Colovos C, et al. A nuclear grading system is a strong predictor of survival in epitheloid diffuse malignant pleural mesothelioma[J]. Mod. Pathol., 2012,25(2):260-271.

[12] Rosen L E, Karrison T, Ananthanarayanan V, et al. Nuclear grade and necrosis predict prognosis in malignant epithelioid pleural mesothelioma: a multi-institutional study[J]. Mod. Pathol., 2018,31(4):598-606.

[13] Zhang Y Z, Brambilla C, Molyneux P L, et al. Utility of nuclear grading system in epithelioid malignant pleural mesothelioma in biopsy-heavy setting: an external validation study of 563 cases[J]. Am. J. Surg. Pathol., 2020. 44(3):347-356.

[14] Nowak A K, Chansky K, Rice D C, et al. The IASLC mesothelioma staging project: proposals for revisions of the T descriptors in the forthcoming eighth edition of the TNM classification for pleural mesothelioma[J]. J. Thorac. Oncol., 2016,11(12):2089-2099.

[15] Rice D, Chansky K, Nowak A, et al. The IASLC mesothelioma staging project: proposals for revisions of the N descriptors in the forthcoming eighth edition of the TNM classification for pleural mesothelioma [J]. J. Thorac. Oncol., 2016,11(12):2100-2111.

[16] Rusch V W, Chansky K, Kindler H L, et al. The IASLC mesothelioma staging project: proposals for the M descriptors and for revision of the TNM stage groupings in the forthcoming (eighth) edition of the TNM classification for mesothelioma[J]. J. Thorac. Oncol., 2016,11(12):2112-2119.

[17] Sandri A, Guerrera F, Roffinella M, et al. Validation of EORTC and CALGB prognostic models in surgical patients submitted to diagnostic, palliative or curative surgery for malignant pleural mesothelioma[J]. J. Thorac. Dis., 2016, 8(8): 2121-2127.

[18] Linton A, Pavlakis N, O'Connell R, et al. Factors associated with survival in a large series of patients with malignant pleural mesothelioma in New South Wales[J]. Br. J. Cancer, 2014,111(9):1860-1869.

[19] Chen Z, Gaudino G, Pass H I, et al. Diagnostic and prognostic biomarkers for malignant mesothelioma: an update[J]. Transl. Lung Cancer Res., 2017,6(3): 259-269.

[20] Pinato D J, Mauri F A, Ramakrishnan R, et al. Inflammation-based prognostic indices in malignant pleural mesothelioma[J]. J. Thorac. Oncol., 2012,7(3): 587-594.

[21] Ghanim B, Hoda M A, Winter M P, et al. Pretreatment serum C-reactive protein levels predict benefit from multimodality treatment including radical surgery in malignant pleural mesothelioma: a retrospective multicenter analysis[J]. Ann. Surg., 2012,256(2):357-362.

[22] Opitz I, Vet M F, Kestenholz P, et al. A new prognostic score supporting treatment allocation for multimodality therapy for malignant pleural mesothelioma: a review of 12 years' experience[J]. J. Thorac. Oncol., 2015,10(11): 1634-1641.

[23] van Meerbeeck J P, Gaafar R, Manegold C, et al. Randomized phase Ⅲ study of cisplatin with or without raltitrexed in patients with malignant pleural mesothelioma: an intergroup study of the European Organisation for Research and Treatment of Cancer Lung Cancer Group and the National Cancer Institute of Canada[J]. J. Clin. Oncol., 2005,23(28): 6881-6889.

[24] Zalcman G, Mazieres J, Margery J, et al. Bevacizumab for newly diagnosed pleural mesothelioma in the Mesothelioma Avastin Cisplatin Pemetrexed Study (MAPS): a randomised, controlled, open-label, phase 3 trial[J]. Lancet, 2016,387(10026):1405-1414.

[25] Brosseau S, Assoun S, Naltet C, et al. A review of bevacizumab in the treatment of malignant pleural mesothelioma[J]. Future Oncol., 2017,13(28): 2537-2546.

[26] Petrelli F, Ardito R, Conti B, et al. A systematic review and meta-analysis of second-line therapies for treatment of mesothelioma[J]. Respir. Med., 2018,141:72-80.

[27] Manegold C, Symanowski J, Gatzemeier U, et al. Second-line (post-study) chemotherapy received by patients treated in the phase Ⅲ trial of pemetrexed plus cisplatin versus cisplatin alone in malignant pleural mesothelioma[J]. Ann. Oncol., 2005,16(6):923-927.

[28] Scherpereel A, Opitz I, Berghmans T, et al. ERS/ESTS/EACTS/ESTRO guidelines for the management of malignant pleural mesothelioma[J]. Eur. Respir. J., 2020,55(6):1900953.

[29] Sugarbaker D J, Jaklitsch M T, Bueno R, et al. Prevention, early detection, and management of complications after 328 consecutive extrapleural pneumonectomies[J]. J. Thorac. Cardiovasc. Surg., 2004,

128(1):138-146.

[30] Burt B M, Cameron R B, Mollberg N M, et al. Malignant pleural mesothelioma and the Society of Thoracic Surgeons Database: an analysis of surgical morbidity and mortality[J]. J. Thorac. Cardiovasc. Surg., 2014,148(1):30-35.

[31] Bueno R, Opitz I. Surgery in malignant pleural mesothelioma[J]. J. Thorac. Oncol., 2018,13(11): 1638-1654.

[32] Sugarbaker D J, Flores R M, Jaklitsch M T, et al. Resection margins, extrapleural nodal status, and cell type determine postoperative long-term survival in trimodality therapy of malignant pleural mesothelioma: results in 183 patients[J]. J Thorac. Cardiovasc. Surg., 1999,117(1): 54-63.

[33] Sugarbaker D J, Wolf A S, Chirieac L R, et al. Clinical and pathological features of three-year survivors of malignant pleural mesothelioma following extrapleural pneumonectomy[J]. Eur. J. Cardiothorac. Surg., 2011,40(2): 298-303.

[34] Breen W G, Garces Y I, Olivier K R, et al. Surgery for mesothelioma after radiation therapy (SMART): a single institution experience[J]. Front Oncol., 2020,10:392.

[35] Soysal O, Karaoğlanoğlu N, Demiracan S, et al. Pleurectomy/decortication for palliation in malignant pleural mesothelioma: results of surgery[J]. Eur. J. Cardiothorac. Surg., 1997,11(2): 210-213.

[36] Danuzzo F, Maiorca S, Bonitta G, et al. Systematic Review and Meta-analysis of pleurectomy/decortication versus extrapleural pneumonectomy in the treatment of malignant pleural mesothelioma[J]. J. Clin. Med., 2022, 11(19):5544.

[37] Zellos L, Jaklitsch M T, Al-Mourgi M A, et al. Complications of extrapleural pneumonectomy[J]. Semin. Thorac. Cardiovasc. Surg., 2007,19(4):355-359.

[38] Rusch V W. Pleurectomy/decortication in the setting of multimodality treatment for diffuse malignant pleural mesothelioma[J]. Semin. Thorac. Cardiovasc. Surg.,1997,9(4):367-372.

[39] Wolf A S, Daniel J, Sugarbaker D J. Surgical techniques for multimodality treatment of malignant pleural mesothelioma: extrapleural pneumonectomy and pleurectomy/decortication[J]. Semin. Thorac. Cardiovasc. Surg., 2009,21(2):132-148.

[40] Nakas A, Waller D, Lau K, et al. The new case for cervical mediastinoscopy in selection for radical surgery for malignant pleural mesothelioma[J]. Eur. J. Cardiothorac. Surg., 2012,42(1):72-76.

[41] Kostron A, Friess M, Inci I, et al. Propensity matched comparison of extrapleural pneumonectomy and pleurectomy/decortication for mesothelioma patients[J]. Interact. Cardiovasc. Thorac. Surg., 2017,24 (5):740-746.

[42] Sharkey A J, Sara T, Apostolos N, et al. The effects of an intentional transition from extrapleural pneumonectomy to extended pleurectomy/decortication[J]. Eur. J. Cardiothorac. Surg., 2016,49(6): 1632-1641.

[43] Batirel H F. Extrapleural pneumonectomy (EPP) vs. pleurectomy decortication (P/D) [J]. Ann. Transl. Med., 2017,5(11):232.

[44] Cao C, Tian D, Manganas C, et al. Systematic review of trimodality therapy for patients with malignant pleural mesothelioma[J]. Ann. Cardiothorac. Surg., 2012,1(4):428-437.

[45] Rintoul R C, Ritchie A J, Edwards J G, et al. Efficacy and cost of video-assisted thoracoscopic partial pleurectomy versus talc pleurodesis in patients with malignant pleural mesothelioma (MesoVATS): an open-label, randomised, controlled trial[J]. Lancet, 2014,384(9948):1118-1127.

[46] Lui M M, Thomas R, Lee Y C. Complications of indwelling pleural catheter use and their management

［J］. BMJ Open Respir. Res., 2016. 3(1):e000123.

［47］ Matthews C, Freeman C, Sharples L D, et al. MesoTRAP: a feasibility study that includes a pilot clini-
cal trial comparing video-assisted thoracoscopic partial pleurectomy decortication with indwelling pleural
catheter in patients with trapped lung due to malignant pleural mesothelioma designed to address recruit-
ment and randomisation uncertainties and sample size requirements for a phase Ⅲ trial［J］. BMJ Open
Respir. Res., 2019, 6(1): e000368.

［48］ Rimner A, Zauderer M G, Gomez D R, et al. Phase Ⅱ study of hemithoracic intensity-modulated pleu-
ral radiation therapy (IMPRINT) as part of lung-sparing multimodality therapy in patients with malig-
nant pleural mesothelioma［J］. J. Clin. Oncol., 2016, 34(23):2761-2768.

［49］ Clive A O, Taylor H, Dobson L, et al. Prophylactic radiotherapy for the prevention of procedure-tract
metastases after surgical and large - bore pleural procedures in malignant pleural mesothelioma
(SMART): a multicentre, open-label, phase 3, randomised controlled trial［J］. Lancet Oncol., 2016,
17(8):1094-1104.

［50］ Gomez D R, Hong D S, Allen P K, et al. Patterns of failure, toxicity, and survival after extrapleural
pneumonectomy and hemithoracic intensity-modulated radiation therapy for malignant pleural mesotheli-
oma［J］. J. Thorac. Oncol., 2013, 8(2):238-245.

［51］ Fennell D A, Dulloo S, Harber J. Immunotherapy approaches for malignant pleural mesothelioma［J］.
Nat. Rev. Clin. Oncol., 2022, 19(9): 573-584.

［52］ Cho B C J, Feld R, Leighl N, et al. A feasibility study evaluating surgery for mesothelioma after radia-
tion therapy: the "SMART" approach for resectable malignant pleural mesothelioma［J］. J. Thorac. On-
col., 2014, 9(3): 397-402.

［53］ Bertoglio P, Aprile V, Ambrogi M C, et al. The role of intracavitary therapies in the treatment of ma-
lignant pleural mesothelioma［J］. J. Thorac. Dis., 2018, 10(Suppl 2):S293-S297.

［54］ Zhao Z Y, Zhao S S, Ren M, et al. Effect of hyperthermic intrathoracic chemotherapy on the malignant
pleural mesothelioma: a systematic review and meta-analysis［J］. Oncotarget, 2017, 8(59): 100640-
100647.

［55］ Opitz I, Lauk O, Meerang M, et al. Intracavitary cisplatin-fibrin chemotherapy after surgery for malig-
nant pleural mesothelioma: A phase Ⅰ trial［J］. J. Thorac. Cardiovasc. Surg., 2020, 159(1):330-340.

［56］ Friedberg J S, Ii C B S, Culligan M J, et al. Extended pleurectomy-decortication-based treatment for
advanced stage epithelial mesothelioma yielding a median survival of nearly three years［J］. Ann. Tho-
rac. Surg., 2017, 103(3): 912-919.

［57］ Milano M T, Zhang H . Malignant pleural mesothelioma: a population-based study of survival［J］. J.
Thorac. Oncol., 2010, 5(11): 1841-1848.

［58］ Popat S, Baas P, Faivre - Finn C, et al. Malignant pleural mesothelioma: ESMO Clinical Practice
Guidelines for diagnosis, treatment and follow-up(☆)［J］. Ann. Oncol., 2022, 33(2):129-142.

［59］ Beckett P, Edwards J, Fennell D, et al. Demographics, management and survival of patients with ma-
lignant pleural mesothelioma in the National Lung Cancer Audit in England and Wales［J］. Lung Can-
cer, 2015, 88(3):344-348.

［60］ Fennell D A, Parmar A, Shamash J, et al. Statistical validation of the EORTC prognostic model for
malignant pleural mesothelioma based on three consecutive phase Ⅱ trials［J］. J. Clin. Oncol., 2005, 23
(1):184-189.

［61］ Dalton L E, Clarke H J, Knight J, et al. The endoplasmic reticulum stress marker CHOP predicts survival in malignant mesothelioma[J]. Br. J. Cancer, 2013,108(6):1340-1347.

[62] Chia P L, Russell P, Asadi K, et al. Analysis of angiogenic and stromal biomarkers in a large malignant mesothelioma cohort[J]. Lung Cancer, 2020,150:1-8.

[63] Dell'Anno I, Barone E, Mutti L, et al. Tissue expression of lactate transporters (MCT1 and MCT4) and prognosis of malignant pleural mesothelioma (brief report)[J]. J. Transl. Med., 2020,18(1):341.

[64] Schramm A, Opitz I, Thies S, et al. Prognostic significance of epithelial-mesenchymal transition in malignant pleural mesothelioma[J]. Eur. J. Cardiothorac. Surg., 2010,37(3):566-572.

[65] Mansfield A S, Roden A C, Peikert T, et al. B7-H1 expression in malignant pleural mesothelioma is associated with sarcomatoid histology and poor prognosis[J]. J. Thorac. Oncol., 2014,9(7):1036-1040.

[66] Harris E J A, Kao S, McCaughan B, et al. Prediction modelling using routine clinical parameters to stratify survival in Malignant Pleural Mesothelioma patients undergoing cytoreductive surgery[J]. J. Thorac. Oncol., 2019,14(2):288-293.

[67] Yeap B Y, Rienzo A D, Gill R R, et al. Mesothelioma risk score: a new prognostic pretreatment, clinical-molecular algorithm for malignant pleural mesothelioma[J]. J. Thorac. Oncol., 2021,16(11):1925-1935.

[68] Tsao A S, Pass H I, Rimner A, et al. New era for malignant pleural mesothelioma: updates on therapeutic options[J]. J. Clin. Oncol., 2022,40(6):681-692.

[69] Sugarbaker D J, Richards W G, Bueno R. Extrapleural pneumonectomy in the treatment of epithelioid malignant pleural mesothelioma: novel prognostic implications of combined N1 and N2 nodal involvement based on experience in 529 patients[J]. Ann. Surg., 2014,260(4):577-580.

[70] Treasure T, Lang-Lazdunski L, Waller D, et al. Extra-pleural pneumonectomy versus no extra-pleural pneumonectomy for patients with malignant pleural mesothelioma: clinical outcomes of the mesothelioma and radical surgery (MARS) randomised feasibility study[J]. Lancet Oncol., 2011,12(8):763-772.

[71] Janes S M, Alrifai D, Fennell D A. Perspectives on the treatment of malignant pleural mesothelioma [J]. N. Engl. J. Med., 2021,385(13):1207-1218.

[72] Lim E, Darlison L, Edwards J, et al. Mesothelioma and radical surgery 2 (MARS 2): protocol for a multicentre randomised trial comparing (extended) pleurectomy decortication versus no (extended) pleurectomy decortication for patients with malignant pleural mesothelioma[J]. BMJ Open, 2020,10 (9): e038892.

[73] Stahel R A, Riesterer O, Xyrafas A, et al. Neoadjuvant chemotherapy and extrapleural pneumonectomy of malignant pleural mesothelioma with or without hemithoracic radiotherapy (SAKK 17/04): a randomised, international, multicentre phase 2 trial[J]. Lancet Oncol., 2015,16(16):1651-1658.

[74] Bayman N, Appel W, Ashcroft L, et al. Prophylactic Irradiation of tracts in patients with malignant pleural mesothelioma: an open-label, multicenter, phase Ⅲ randomized trial[J]. J. Clin. Oncol., 2019, 37(14):1200-1208.

[75] Ashton M, Orourke N, Macleod N, et al. SYSTEMS-2: a randomised phase Ⅱ study of radiotherapy dose escalation for pain control in malignant pleural mesothelioma[J]. Clin. Transl. Radiat. Oncol., 2018,8:45-49.

[76] Vogelzang N J, Rusthoven J J, Symanowski J, et al. Phase Ⅲ study of pemetrexed in combination with cisplatin versus cisplatin alone in patients with malignant pleural mesothelioma[J]. J. Clin. Oncol., 2003,21(14):2636-2644.

[77] Dudek A Z, Wang X, Gu L, et al. Randomized study of maintenance pemetrexed versus observation for treatment of malignant pleural mesothelioma: CALGB 30901[J]. Clin. Lung Cancer, 2020,21(6): 553-561.

[78] Tsao A S, Miao J, Wistuba I I, et al. Phase Ⅱ trial of cediranib in combination with cisplatin and pemetrexed in chemotherapy-naïve patients with unresectable malignant pleural mesothelioma (SWOG S0905)[J]. J. Clin. Oncol., 2019,37(28):2537-2547.

[79] Pinto C, Zucali P A, Pagano A, et al. Gemcitabine with or without ramucirumab as second-line treatment for malignant pleural mesothelioma (RAMES): a randomised, double-blind, placebo-controlled, phase 2 trial[J]. Lancet Oncol., 2021,22(10):1438-1447.

[80] Popat S, Curioni-Fontecedro A, Dafni U, et al. A multicentre randomised phase Ⅲ trial comparing pembrolizumab versus single-agent chemotherapy for advanced pre-treated malignant pleural mesothelioma: the European Thoracic Oncology Platform (ETOP 9-15) PROMISE-meso trial[J]. Ann. Oncol., 2020,31(12):1734-1745.

[81] Fennell D A, Ewings S, Ottensmeier C, et al. Nivolumab versus placebo in patients with relapsed malignant mesothelioma (CONFIRM): a multicentre, double-blind, randomised, phase 3 trial[J]. Lancet Oncol., 2021,22(11): 1530-1540.

[82] Baas P, Scherpereel A, Nowak A K, et al. First-line nivolumab plus ipilimumab in unresectable malignant pleural mesothelioma (CheckMate 743): a multicentre, randomised, open-label, phase 3 trial[J]. Lancet, 2021,397(10272): 375-386.

[83] Nowak A K, Lesterhuis W J, Kok P S, et al. Durvalumab with first-line chemotherapy in previously untreated malignant pleural mesothelioma (DREAM): a multicentre, single-arm, phase 2 trial with a safety run-in[J]. Lancet Oncol., 2020,21(9): 1213-1223.

[84] Forde P M, Anagnostou V, Sun Z, et al. Durvalumab with platinum-pemetrexed for unresectable pleural mesothelioma: survival, genomic and immunologic analyses from the phase 2 PrE0505 trial[J]. Nat. Med., 2021,27(11): 1910-1920.

[85] Piccirillo M C, Chu Q, Bradbury P, et al. Brief report: Canadian cancer trials group IND.227: a phase 2 randomized study of pembrolizumab in patients with advanced malignant pleural mesothelioma (NCT02784171)[J]. J. Thorac. Oncol., 2023,18(6):813-819.

[86] Bueno R, Stawiski E W, Goldstein L D, et al. Comprehensive genomic analysis of malignant pleural mesothelioma identifies recurrent mutations, gene fusions and splicing alterations [J]. Nat. Genet., 2016,48(4):407-416.

[87] Mansfield A S, Peikert T, Smadbeck J B, et al. Neoantigenic potential of complex chromosomal rearrangements in mesothelioma[J]. J. Thorac. Oncol., 2019,14(2): 276-287.

[88] Kosari F, Disselhorst M, Yin J, et al. Tumor junction burden and antigen presentation as predictors of survival in mesothelioma treated with immune checkpoint inhibitors[J]. J. Thorac. Oncol., 2022, 17 (3):446-454.

[89] Belderbos R A, Baas P, Berardi R, et al. A multicenter, randomized, phase Ⅱ/Ⅲ study of dendritic cells loaded with allogeneic tumor cell lysate (MesoPher) in subjects with mesothelioma as maintenance therapy after chemotherapy: DENdritic cell Immunotherapy for Mesothelioma (DENIM) trial[J]. Transl. Lung Cancer Res., 2019,8(3):280-285.

[90] Smythe W R, Kaiser L R, Hwang H C, et al. Successful adenovirus-mediated gene transfer in an in vivo model of human malignant mesothelioma[J]. Ann. Thorac. Surg., 1994,57(6):1395-1401.

［ 91 ］　Kuryk L，Haavisto E，Garofalo M，et al. Synergistic anti-tumor efficacy of immunogenic adenovirus ONCOS-102 (Ad5/3-D24-GM-CSF) and standard of care chemotherapy in preclinical mesothelioma model[J]. Int. J. Cancer, 2016, 139(8):1883-1893.

［ 92 ］　Lester J F，Casbard A C，Al-Taei S，et al. A single centre phase Ⅱ trial to assess the immunological activity of TroVax® plus pemetrexed/cisplatin in patients with malignant pleural mesothelioma - the SKOPOS trial[J]. Oncoimmunology, 2018,7(12):e1457597.

［ 93 ］　Haugh A M，Njauw C N，Bubley J A，et al. Genotypic and phenotypic features of BAP1 cancer syndrome: a report of 8 new families and review of cases in the literature[J]. JAMA Dermatol., 2017, 153(10):999-1006.

［ 94 ］　Fennell D A，King A，Mohammed S，et al. Rucaparib in patients with BAP1-deficient or BRCA1-deficient mesothelioma (MiST1): an open-label, single-arm, phase 2a clinical trial[J]. Lancet Respir. Med., 2021,9(6):593-600.

［ 95 ］　Ghafoor A，Mian I，Wagner C，et al. Phase 2 Study of Olaparib in Malignant Mesothelioma and Correlation of Efficacy With Germline or Somatic Mutations in BAP1 Gene[J]. JTO Clin. Res. Rep., 2021,2(10):100231.

［ 96 ］　Zauderer M G，Szlosarek P，Le Moulec S，et al. Phase 2, multicenter study of the EZH2 inhibitor tazemetostat as monotherapy in adults with relapsed or refractory (R/R) malignant mesothelioma (MM) with BAP1 inactivation[J]. American Society of Clinical Oncology, 2018, 36(15_suppl): 8515.

［ 97 ］　Sato T，Sekido Y . NF2/Merlin Inactivation and Potential Therapeutic Targets in Mesothelioma[J]. Int. J. Mol. Sci., 2018,19(4):988.

［ 98 ］　Zhang W Q. Targeting YAP in malignant pleural mesothelioma[J]. J. Cell Mol. Med., 2017,21(11): 2663-2676.

［ 99 ］　Sherr C J.The INK4a/ARF network in tumour suppression[J]. Nat. Rev. Mol. Cell Biol., 2001, 2 (10): 731-737.

［100］　Bonelli M A，Digiacomo G，Fumarola C，et al. Combined inhibition of CDK4/6 and PI3K/AKT/mTOR Pathways Induces a Synergistic Anti-Tumor Effect in Malignant Pleural Mesothelioma Cells [J]. Neoplasia, 2017, 19(8):637-648.

［101］　Fennell D A，King A，Mohammed S，et al. Abemaciclib in patients with p16ink4A-deficient mesothelioma (MiST2): a single-arm, open-label, phase 2 trial[J]. Lancet Oncol., 2022,23(3):374-381.

［102］　Desmeules P，Joubert P，Zhang L，et al. A subset of malignant mesotheliomas in young adults are associated with recurrent EWSR1/FUS-ATF1 fusions[J]. Am. J. Surg. Pathol., 2017,41(7): 980 -988.

［103］　Hung Y P，Dong F，Watkins J C，et al. Identification of ALK Rearrangements in Malignant Peritoneal Mesothelioma[J]. JAMA Oncol., 2018,4(2): 235-238.

［104］　Hassan R，Kindler H L，Jahan T，et al. Phase Ⅱ clinical trial of amatuximab, a chimeric antimesothelin antibody with pemetrexed and cisplatin in advanced unresectable pleural mesothelioma[J]. Clin. Cancer Res., 2014,20(23):5927-5936.

［105］　Le D T，Brockstedt D G，Nir-Paz R，et al. A live-attenuated Listeria vaccine (ANZ-100) and a live-attenuated Listeria vaccine expressing mesothelin (CRS-207) for advanced cancers: phase Ⅰ studies of safety and immune induction[J]. Clin. Cancer Res., 2012,18(3):858-868.

［106］　Hassan R，Bullock S，Premkumar A，et al. Phase Ⅰ study of SS1P, a recombinant anti-mesothelin immunotoxin given as a bolus I. V. infusion to patients with mesothelin-expressing mesothelioma, ovarian, and pancreatic cancers[J]. Clin. Cancer Res., 2007,13(17):5144-5149.

[107] Hassan R, Alley E, Kindler H, et al. Clinical response of live-attenuated, listeria monocytogenes expressing mesothelin (CRS-207) with chemotherapy in patients with malignant pleural mesothelioma [J]. Clin. Cancer Res., 2019, 25(19):5787-5798.

[108] Zauderer M G, Tsao A S, Dao T, et al. A randomized phase Ⅱ trial of adjuvant galinpepimut-S, WT-1 analogue peptide vaccine, after multimodality therapy for patients with malignant pleural mesothelioma[J]. Clin. Cancer Res.,2017,23(24):7483-7489.

[109] Lee B Y, Timpson P, Daly R, et al. FAK signaling in human cancer as a target for therapeutics[J]. Pharmacol. Ther., 2015,146:132-149.

[110] Soria J C, Gan H K, Blagden S P, et al. A phase Ⅰ, pharmacokinetic and pharmacodynamic study of GSK2256098, a focal adhesion kinase inhibitor, in patients with advanced solid tumors [J]. Ann. Oncol., 2016,27(12): 2268-2274.

[111] Mak G, Soria J C, Blagden S P, et al. A phase Ⅰ b dose-finding, pharmacokinetic study of the focal adhesion kinase inhibitor GSK2256098 and trametinib in patients with advanced solid tumours[J]. Br. J. Cancer, 2019,120(10):975-981.

[112] Jagadeeswaran R, Ma P C, Seiwert T Y, et al. Functional analysis of c-Met/hepatocyte growth factor pathway in malignant pleural mesothelioma[J]. Cancer Res., 2006,66(1):352-361.

[113] Kanteti R, Dhanasingh I, Kawada I, et al. MET and PI3K/mTOR as a potential combinatorial therapeutic target in malignant pleural mesothelioma[J]. PLoS One, 2014, 9(9):e105919.

[114] Stewart A, Ng C F, Wallis G, et al. Single-cell transcriptomic analyses define distinct peripheral B cell subsets and discrete development pathways[J]. Front Immunol., 2021,12: 602539.

[115] Kachala S S, Bograd A J, Villena-Vargas J, et al. Mesothelin overexpression is a marker of tumor aggressiveness and is associated with reduced recurrence-free and overall survival in early-stage lung adenocarcinoma[J]. Clin. Cancer Res., 2014, 20(4):1020-1028.

[116] Beatty G L, Haas A R, Maus M V, et al. T Mesothelin-specific chimeric antigen receptor mRNA-engineered T cells induce anti-tumor activity in solid malignancies[J]. Cancer Immunol. Res., 2014,2(2): 112-120.

[117] Ghosn M, Cheema W, Zhu A, et al. Image-guided interventional radiological delivery of chimeric antigen receptor (CAR) T cells for pleural malignancies in a phase Ⅰ/Ⅱ clinical trial[J]. Lung Cancer, 2022,165:1-9.

[118] Schuberth P C, Hagedorn C, Jensen S M, et al. Treatment of malignant pleural mesothelioma by fibroblast activation protein-specific re-directed T cells[J]. J. Transl. Med., 2013,11: 187.

[119] Wang L C, Lo A, Scholler J, et al. Targeting fibroblast activation protein in tumor stroma with chimeric antigen receptor T cells can inhibit tumor growth and augment host immunity without severe toxicity[J]. Cancer Immunol. Res., 2014,2(2): 154-166.

[120] Petrausch U, Schuberth P C, Hagedorn C, et al. Re-directed T cells for the treatment of fibroblast activation protein (FAP)-positive malignant pleural mesothelioma (FAPME-1)[J]. BMC Cancer, 2012,12:615.

[121] Klampatsa A, Achkova D, Davies D, et al. Intracavitary' T4 immunotherapy' of malignant mesothelioma using pan-ErbB re-targeted CAR T-cells[J]. Cancer Lett., 2017, 393:52-59.

[122] Guo X, Zheng H, Luo W, et al. 5T4-specific chimeric antigen receptor modification promotes the im-

mune efficacy of cytokine-induced killer cells against nasopharyngeal carcinoma stem cell-like cells[J]. Sci. Rep., 2017,7(1): 4859.

[123] Rivera Z, Ferrone S, Wang X, et al. CSPG4 as a target of antibody-based immunotherapy for malignant mesothelioma[J]. Clin. Cancer Res., 2012,18(19):5352-5363.

[124] Liu X, Ranganathan R, Jiang S, et al. A chimeric switch-receptor targeting PD1 augments the efficacy of second-generation CAR T cells in advanced solid tumors[J]. Cancer Res., 2016,76(6):1578-1590.

[125] Chen N, Morello A, Tano Z, et al. CAR T-cell intrinsic PD-1 checkpoint blockade: a two-in-one approach for solid tumor immunotherapy[J]. Oncoimmunology, 2017,6(2):e1273302.

[126] Gulati P, Rühl J, Kannan A, et al. Aberrant lck signal via CD28 costimulation augments antigen-specific functionality and tumor control by redirected T cells with PD-1 blockade in humanized mice[J]. Clin. Cancer Res., 2018. 24(16): 3981-3993.